CONSIDÉRATIONS NOUVELLES

SUR

L'OPHTHALMOLOGIE,

OU

SUR LE TRAITEMENT

DES MALADIES DES YEUX,

Par le Docteur Emile DELMAS-DEBIA.

PARIS,

LIBRAIRIE DES SCIENCES MÉDICALES

DE JUST-ROUVIER,

RUE DE L'ÉCOLE-DE-MÉDECINE, N.º 8.

MONTPELLIER,

L. CASTEL, GRAND'RUE, N.º 29.

1837.

CONSIDÉRATIONS NOUVELLES

SUR

L'OPHTHALMOLOGIE.

Pendant que cet opuscule était sous presse, M. le docteur *Sichel* a inséré dans le Journal des connaissances médico-chirurgicales, des observations sur les ophthalmies spéciales. Les articles qu'il a publiés, donnent à notre travail une plus grande valeur, puisqu'il est basé sur les mêmes doctrines; aussi le moment nous paraît-il opportun, pendant que l'attention des médecins est dirigée sur ce point, pour propager des idées encore trop peu connues. MM. les professeurs *Ribes*, *Serres* et *Lallemand* de Montpellier, et M. *Sichel* lui-même, m'ont engagé à publier ces considérations ophthalmologiques; ils ont pensé sans doute que, tout incomplet que soit mon travail, il pourrait être utile aux praticiens, en attendant la publication du grand ouvrage annoncé par le célèbre ophthalmologiste allemand.

CONSIDÉRATIONS NOUVELLES

SUR

L'OPHTHALMOLOGIE,

OU

SUR LE TRAITEMENT

DES MALADIES DES YEUX,

Par le Docteur E. DELMAS-DEBIA.

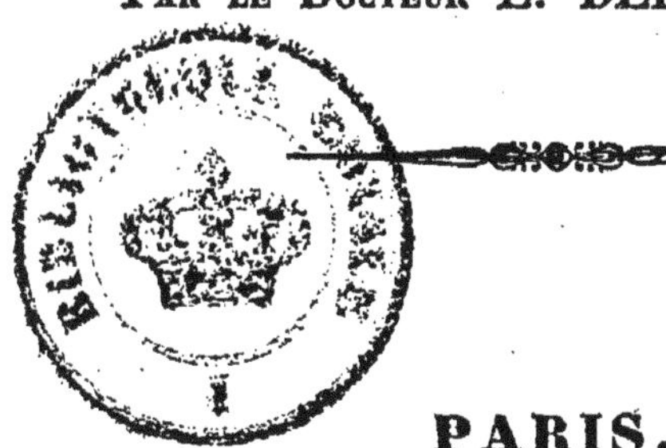

PARIS,

LIBRAIRIE DES SCIENCES MÉDICALES

DE JUST-ROUVIER,

RUE DE L'ÉCOLE-DE-MÉDECINE, N.° 8.

MONTPELLIER,

L. CASTEL, GRAND'RUE, N.° 29.

1837.

PRÉFACE.

L'opuscule que je publie aurait dû paraître depuis long-temps. Ayant eu l'occasion de le communiquer l'an dernier à plusieurs médecins dont l'opinion doit faire autorité, ils m'engagèrent fortement à le livrer à l'impression. Aujourd'hui que les circonstances particulières qui m'avaient empêché de suivre leur avis n'existent plus, je me suis déterminé à mettre au jour le fruit de mes observations, persuadé que, pour celui qui travaille sérieusement dans une matière importante, il ne peut être question de vanité ou de modestie.

L'ophthalmologie est très-cultivée en Allemagne ; chaque université possède dans son sein une chaire spéciale pour l'enseignement des maladies des yeux. En France, cette branche importante de l'art de guérir n'est guère connue que d'un petit nombre d'hommes spéciaux. La plupart des médecins n'ont sur les maladies des yeux que des notions fort inexactes et tout-à-fait superficielles. Ils ne possèdent dans leur cadre nosologique qu'une seule espèce d'*ophthalmie* et qu'une seule espèce de *cataracte;* confondant sous la première dénomination toutes les inflammations des membranes de l'œil, et sous la seconde toutes les opacités du cristallin et de sa capsule.

Mais, en ophthalmologie, comme dans toutes les sciences naturelles, l'exactitude de la nomenclature vient en aide à l'observateur. Aussi le langage médical devient-il de jour en jour plus précis. C'est ainsi que le terme vague de *dartre*, qui servait à couvrir l'ignorance des médecins dans les maladies de la peau, a disparu pour faire place à une nomenclature plus en harmonie avec les progrès des sciences médicales; et si quelques médecins affectent encore d'en faire peu de cas, c'est qu'ils s'appuient peut-être sur cette sentence du docte Lorry : « Morbi omnes isti, affines inter se et ex eâdem oriundi prosapiâ, plus gradu et nomine differunt quàm naturâ. »

Les considérations que je livre au public médical intéresseront, je l'espère, les praticiens qui voudront bien, avant de les juger, les soumettre à l'expérience.

Ils éprouveront surtout une vive satisfaction, toutes les fois qu'en explorant l'œil malade d'un individu, les caractères anatomiques du tissu morbide, leur donneront des indications précises, et leur feront mieux apprécier le choix des divers agens thérapeutiques. A l'aide de ces principes constans et toujours reconnaissables, la marche des praticiens sera réglée dans le plus grand nombre des cas qui peuvent se présenter à leur observation.

La première partie de ce travail est consacrée aux diverses espèces d'ophthalmies, à leur diagnostic différentiel, basé sur les caractères du lacis vasculaire propre à chacune d'elles, à leurs causes et à leurs traitemens. Elle comprend aussi les iritis, les ulcères, la choroïdite, et le glaucôme.

Dans la seconde, je m'occupe des diverses espèces de cataractes, de leurs signes différentiels, tant sous le rapport de leur siège que sous celui de leur densité et de leur nature, de manière à mieux préciser qu'on ne l'a fait jusqu'ici les divers modes opératoires qui conviennent à chacune d'elles.

Enfin, dans la troisième partie, il est question de l'amaurose, affection encore fort obscure, et que M. de Walter a très-spirituellement caractérisée en disant que « c'est une maladie dans laquelle le médecin ne voit guère plus que le malade. »

J'ai insisté avec un soin particulier sur les détails thérapeutiques. J'ai pensé qu'on serait bien aise de trouver dans cet opuscule les formules les plus usitées à l'école allemande. Persuadé, enfin, que je ne serais peut-être pas bien compris pour le diagnostic des différentes ophthalmies et cataractes, j'ai cru devoir ajouter à la fin quelques figures, comme pouvant servir d'exemples d'application.

C'est aux conférences cliniques de M. le d.ʳ SICHEL, ophthalmologiste allemand, que j'ai appris à diagnostiquer et à traiter les maladies des yeux. Ce médecin distingué a puissamment contribué, par son esprit méthodique et la justesse de ses observations, à réhabiliter en France la science ophthalmologique, en la mettant en harmonie avec le progrès des autres branches de la médecine.

CONSIDÉRATIONS NOUVELLES

SUR

L'OPHTHALMOLOGIE.

INTRODUCTION.

Si, au lieu d'étudier toujours les caractères anatomiques sur les cadavres, on pouvait les étudier sur le vivant, quand ils se manifestent comme symptômes *objectifs*, on parviendrait plus facilement à apprécier la manière dont ils se rapportent aux caractères physiologiques ainsi qu'à la nature et à la marche de la maladie.

Les caractères anatomiques ne peuvent bien être étudiés sur le vivant que sur les organes externes. En conséquence, l'ophthalmologie est, parmi les branches de la médecine, une de celles qui sont appelées à jeter une vive lumière sur les questions les plus importantes de physiologie et de pathologie générale et spéciale.

Cette assertion est loin d'être hasardée, si l'on réfléchit, 1.° que le globe de l'œil est un organe externe ; 2.° que, de tous les organes, c'est celui qui offre la transparence la plus parfaite.

Par suite de sa position et de sa diaphanéité, on peut reconnaître dans l'œil les caractères anatomiques des maladies de ses parties constituantes, lorsque dans tous les autres organes l'autopsie seule peut nous les révéler : on anticipe donc sur l'anatomie pathologique, et l'on est toujours sûr de rapporter les lésions organiques à l'affection qui leur correspond réellement. On évite par là le reproche le plus grave qui soit fait à l'anatomie pathologique.

En outre, si l'on fait attention que l'œil offre dans son organisation les mêmes systèmes que l'on retrouve dispersés dans toute l'économie, on pourra, ce me semble, tirer des maladies des yeux des inductions qui serviront à éclairer l'état morbide des autres organes. En effet, le système muqueux y est représenté par la conjonctive ; le séreux par la conjonctive cornéale ; le fibreux par la sclérotique et la membrane du sac lacrymal ; le système vasculaire par l'artère ophthalmique qui est d'un très-gros calibre pour un si petit organe ; le système nerveux par le nerf optique, par celui de la troisième, de la cinquième, de la sixième et de la septième paire, et par le ganglion ophthalmique qui communique avec le grand nerf sympathique ; le système cartilagineux par le tarse ; le derme et l'épiderme par la peau extérieure et le bord libre des paupières ; enfin le système lymphatique par les ganglions de la cornée et de la sclérotique.

Ainsi, puisqu'il est évident que les divers tissus qui constituent l'œil, représentent les différens systèmes de l'économie, il est facile de concevoir que les maladies les plus fréquentes, telles que le catarrhe, le rhumatisme, la goutte, les affections hémorroïdales et dysménorrhéiques, la syphilis, etc. , peuvent se reproduire dans l'œil d'une manière irréfragable et reconnaissable par des caractères constans. Ces affections se montrent presque toujours sous forme inflammatoire ; parce que dans l'œil, organe très-délicat, extrêmement riche en vaisseaux et en nerfs, et par conséquent doué d'une sensibilité exquise, toute irritation prend facilement la forme et l'aspect de l'inflammation.

Mais comme l'inflammation produite par des causes occasionnelles directes dans un tissu disposé à telle ou telle maladie, s'y combine avec l'élément morbide, et s'identifie, pour ainsi dire, avec lui ; il s'ensuit que l'aspect des yeux affectés d'inflammation n'est pas toujours le même ; qu'il n'est pas possible de rapporter ces différences d'aspect, seulement au degré d'intensité ; que les différences sont essentielles et coïncident presque toujours avec des maladies de certains organes, dont la structure et la fonction sont analogues ou identiques à celles de la partie affectée de l'œil ; qu'ainsi, il y a inflammation *combinée* d'autre maladie.

« Les caractères différentiels, objectifs ou anatomiques des ophthalmies combinées ou spéciales, siègent principalement dans l'injection avec ses différentes formes, et dans les terminaisons particulières à chacune de ces ophthalmies. Jusqu'ici on a fait peu d'attention à ces *diverses formes d'injection*, bien que leur grande constance eût dû suffire pour en démontrer l'utilité.

» Les *terminaisons*, il est vrai, ont été mieux étudiées ; mais on a commis de graves erreurs, en attribuant quelques-unes d'entr'elles à des ophthalmies qui ne les amènent jamais. L'injection autant que ces terminaisons, telles que la formation de *phlyctènes* ou de *pustules*, la *suppuration*, etc., indique avec certitude la présence de telle ou telle maladie, qui se combine avec l'inflammation de l'œil, comme les scrofules, le rhumatisme, etc.

» Le *commémoratif* vient toujours à l'appui de ces conclusions : souvent on n'a qu'à faire l'inspection des yeux, pour prononcer sur l'existence de telle ou telle affection pathologique. Ce diagnostic est cependant susceptible d'être amené à une plus grande précision encore.

» L'*injection vasculaire* et les autres phénomènes présentés par les différentes ophthalmies,
trouveront probablement leur explication :

» 1.º Dans les vaisseaux que chaque membrane de l'œil reçoit d'un tronc différent ;

» 2.º Dans les rapports de structure et de
fonction des diverses membranes avec certains
systèmes et organes ;

» 3.º En ce que certaines membranes et certaines parties de l'œil, réputées simples parce
qu'elles sont peu connues anatomiquement et phy-
siologiquement, ont une texture très-complexe.
C'est ainsi que les variétés de forme de la pupille
dans les iritis combinées, reposent vraisemblable-
ment sur la structure composée de l'iris » (1).

Au reste, dans les sciences d'expérience, les faits
précis et certains doivent toujours précéder les
explications ; autrement on se voit à tout moment
forcé d'avoir recours à des hypothèses. Et si l'on
reproche tous les jours à la médecine son peu
de certitude, on peut en attribuer la cause à la
manière imparfaite dont on observe les maladies.

Ces considérations doivent suffire pour montrer
l'utilité de l'ophthalmologie et la tendance qu'on
doit lui imprimer. Si cette courte introduction,

______

(1) Propositions générales sur l'ophthalmologie, par
le d.ʳ Sichel.

jointe aux développemens qui vont suivre, parviennent à réveiller chez nous l'amour pour l'ophthalmologie, mon but sera atteint.

Il est temps que cette branche importante de l'art de guérir reprenne en France le rang qu'elle mérite ; en France, sa première patrie, où elle n'a été injustement négligée, sans doute, que parce qu'on en a méconnu la véritable portée. Il est temps enfin qu'au dix-neuvième siècle la loi fasse justice de cette tourbe de charlatans qui exploitent et la bourse et la santé publique. Cette justice la science médicale la demande, l'humanité la réclame à hauts cris.....

I.ʳᵉ PARTIE.

DES OPHTHALMIES.

Plusieurs ophthalmologistes ont confondu sous le nom d'*ophthalmie*, toutes les affections inflammatoires du globe de l'œil, qui sont accompagnées de rougeur.

D'autres ont admis un si grand nombre d'espèces, de variétés et de nuances de l'ophthalmie, qu'il leur a été impossible d'assigner à chacune d'elles des caractères particuliers propres à les faire reconnaître.

M.ʳ le docteur Sichel évitant le double écueil de trop généraliser et de trop spécifier, admet que l'inflammation d'une ou de plusieurs parties de l'œil, peut se développer sous l'influence de plusieurs causes spéciales susceptibles d'imprimer à la phlegmasie une modification quelconque, modification toujours reconnaissable par des signes caractéristiques et bien tranchés. Nous admettons donc avec lui, six causes spéciales

d'ophthalmie : catarrhale, scrofuleuse, rhumatismale, arthritique, abdominale, syphilitique.
Nous allons donner successivement les caractères
particuliers de chacune de ces ophthalmies
spéciales.

DES OPHTHALMIES SPÉCIALES.

ART. I. DE L'OPHTHALMIE CATARRHALE.

L'ophthalmie catarrhale est toujours une conjonctivite palpébrale, s'étendant, dans l'immense majorité des cas, jusqu'à la conjonctivite scléroticale. On la reconnaît aux signes suivans :

Dès le début, la conjonctivite catarrhale présente une injection vasculaire à la partie postérieure des paupières. Ces vaisseaux, en passant sur la conjonctive scléroticale, sont gros, rapprochés, superficiels, d'un rouge pâle ; ils marchent directement vers la cornée, et se perdent en formant un réseau délié tout autour de cette membrane. Ils peuvent être déplacés facilement ; en déplaçant la conjonctive, ils suivent ses mouvemens. Il n'existe point de rougeur entre l'interstice des vaisseaux, et ces derniers sont séparés de la cornée par un espace blanc et uniforme. Dès le début de la maladie, il n'y a point de sécrétion.

Dans l'ophthalmie catarrhale, il n'y a ni phlyc-

3

tène (1), ni vésicule, ni papule, ni pustule. On remarque seulement sur la conjonctive palpébrale un velouté avec des granulations rougeâtres. Au second degré de la maladie, il y a sécrétion muqueuse avec dépôt de matières molles sur le grand angle et sur les cils. Ces croûtes s'enlèvent facilement en les délayant avec de la salive.

Dans l'ophthalmie catarrhale *chronique*, il y a boursoufflement de la muqueuse, obstacle à la résorption des larmes par les points lacrymaux, et par conséquent *épiphora*.

En résumé, dans la conjonctivite catarrhale simple, les signes pathognomoniques sont les suivans : 1.º Injection vasculaire commençant au bord postérieur de la conjonctive et allant vers la cornée en laissant entre elle et les vaisseaux un espace blanchâtre, sain et uniforme ; 2.º Point de douleur, ni de photophobie (crainte de la lumière) ; mais cuissons et démangeaisons assez vives vers le soir, avec sensation d'un corps étranger ; ce qui

---

(1) Dans les ophthalmies, la conjonctive peut être soulevée par un liquide clair et transparent, arrondi à sa base et pointu à son sommet ; c'est ce qu'on appelle une *phlyctène*. Cette élévation prend le nom de *vésicule*, si le liquide quoique transparent est moins élevé et moins arrondi ; le nom de *papule*, quand il y a élévation simple de la conjonctive ou de la cornée sans renfermer aucun liquide ; enfin le nom de *pustule*, quand cette élévation est remplie de pus.

s'explique très-bien par la varicosité des vaisseaux qui, ayant augmenté de volume, déterminent un frottement qui fait croire aux malades qu'ils ont un corps étranger dans l'œil ; 3.º Exacerbation de la maladie le soir avec *trouble* de la vue ; en effet, à cette époque de la journée, la mucosité sécrétée, étant plus épaisse, réfracte assez la lumière pour qu'il y ait viciation dans cet acte. Ce trouble est quelquefois si notable, que, dans un assez grand nombre de circonstances, on a pu le confondre avec une véritable *héméralopie*. Il est important d'éviter cette erreur, puisque ces deux affections présentent, quant au pronostic et aux moyens de traitement, des différences énormes. L'une est un commencement d'amaurose, maladie toujours redoutable ; l'autre est une légère phlegmasie qu'un traitement convenable fait presque aussitôt disparaître ; 4.º Collement des cils le matin ; 5.º Enfin, le malade est sujet aux catarrhes.

Terminaisons. La marche de la maladie est assez rapide ; elle peut disparaître par les seuls efforts de la nature, de la même manière qu'un coryza. Si les causes continuent à agir, la maladie persiste et passe à l'état chronique avec des granulations. Enfin, elle peut se transformer en *ophthalmie blennorrhagique*; dès - lors l'injection catarrhale devient plus confluente, le velouté de la conjonctive palpébrale plus manifeste, la

sécrétion muqueuse plus abondante et présen-
tant déjà quelque chose de puriforme ; la cornée
et la sclérotique sont encore normales ; la cuisson
est plus ou moins douloureuse. Quand la maladie
s'aggrave, il y a sclérotitis, surtout chez les individus irritables, et par conséquent photophobie
et larmoiement. Enfin, elle peut passer à l'état de
chémosis : tous les vaisseaux se trouvent alors con-
fondus, et il y a boursoufflement et anneau en
relief autour de la cornée. Ici je ferai une remarque importante ; c'est de ne pas confondre le
chémosis séreux avec le *chémosis* véritablement *inflammatoire.* Ce dernier, qui n'est pas sans danger
quoiqu'il soit beaucoup moins redoutable que ne
l'ont écrit certains ophthalmologistes, se reconnaît
à un afflux considérable de sang dans les vaisseaux de la conjonctive ; et à un sentiment de
chaleur excessivement douloureux. Le premier,
qui consiste dans une simple infiltration séreuse
de la conjonctive, disparaît avec une promptitude
remarquable.

Étiologie. Les mêmes causes qui produisent le
coryza, la bronchite, occasionnent également
l'ophthalmie catarrhale. De même que les fosses
nasales sont la continuation des voies respiratoires,
de même la bouche termine supérieurement les
voies digestives. Or, la muqueuse oculaire unie par
des rapports anatomiques au système muqueux qui

appartient plus particulièrement aux organes de la respiration, doit participer à la plupart des phlegmasies qui affectent si souvent la muqueuse pulmonaire. Ainsi la scarlatine, la variole, la rougeole, qui s'accompagnent presque constamment de rhume et de coryza, donnent souvent naissance à l'ophthalmie catarrhale. A ces dernières causes, on doit joindre les changemens brusques de température, les vêtemens trop légers, l'humidité des extrémités inférieures et surtout une grande prédisposition aux catarrhes.

Traitement. On donne au malade une infusion de bourrache, de tilleul, de sureau, afin de porter à la peau. On peut déplacer la conjonctivite par un purgatif salin, par la manne. On peut faire répercuter la maladie avec de l'eau froide. Mais, en général, c'est un mauvais moyen ; car le plus souvent la conjonctivite, au lieu de diminuer, devient plus intense.

On met en usage avec succès le sulfate de zinc ou de cuivre, deux grains pour une once d'eau distillée en y ajoutant huit à dix gouttes de laudanum de Rousseau. Enfin, si la marche de la maladie est lente, on emploie le collyre avec : nitrate d'argent cristallisé un grain, eau distillée une once. On peut aussi mettre en usage la pommade suivante : cérat un demi-gros, nitrate d'argent un grain, sous-acétate de plomb liquide de six à dix gouttes.

Pour la pommade, on en prend gros comme une tête d'épingle ou comme une lentille, et on en frotte légèrement les cils matin et soir. Quant aux collyres, on doit en instiller deux gouttes quatre fois par jour dans l'angle externe ; attendu que, dans l'angle interne, le collyre n'agit presque pas, étant expulsé par les larmes. Il ne faut pas oublier qu'aucun de ces moyens ne demande à être employé d'une manière empirique. Le médecin en surveillera constamment les effets. La surexcitation ou la diminution de la phlegmasie sera sa pierre de touche.

Enfin, dans cette maladie, on se trouve souvent très-bien, surtout lorsqu'il y a des ulcères, des instillations et des lotions avec une solution tiède de pierre divine et un peu de laudanum liquide de Sydenham. Cette préparation consiste en un mélange de sulfate de cuivre cristallisé, de nitrate de potasse et de sulfate acide d'alumine, de chaque sel huit gros. On fait liquéfier ce mélange dans l'eau même de cristallisation de ces sels, et on y ajoute une demi-once de camphre en poudre. On coule ensuite la masse qui en résulte sur une plaque chaude où elle se solidifie.

Lorsque l'inflammation est intense, on fait appliquer quatre ou cinq sangsues chez les enfans derrière les apophyses mastoïdes, et dix à douze chez les adultes. Quand l'inflammation a diminué, ce que l'on reconnaît facilement d'après l'injection vasculaire qui s'est dissipée et qui a pâli , on a recours immédiatement après aux collyres astringens assez énergiques. Si la conjonctivite catarrhale tend à envahir la sclérotique, on fait frictionner le front avec : onguent napolitain deux gros , extrait de belladone sans fécule un demi-gros, et l'on donne la teinture de semences de colchique d'automne à l'intérieur , à la dose de dix à vingt gouttes quatre fois par jour.

Dans les ophthalmies catarrhales chroniques avec granulations , on est souvent obligé de les cautériser avec un crayon de sulfate de cuivre. Si ce sel ne suffit pas , on a recours au crayon de nitrate d'argent ; en ayant le soin , après chaque cautérisation , d'essuyer doucement avec un pinceau trempé dans l'huile. Cette cautérisation sera renouvelée plus ou moins souvent , suivant le degré d'irritation qui en est constamment la suite. En général , on peut y revenir tous les quatre ou cinq jours. Si les granulations ne cèdent point , on les excise.

Première observation.

Madame R....., fille du général ***, habitant la campagne auprès de Bercy, est affectée , le 6 janvier 1836 , d'une violente ophthalmie avec rougeur, sensation de graviers dans les deux yeux et collement des cils le matin. D'après les conseils d'un docteur, elle bassine le jour ses yeux avec de l'eau de mauve et les couvre pendant la nuit d'un cataplasme fait avec de la mie de pain et du lait. Le 8 janvier, voyant que la maladie s'exaspère, au lieu de diminuer, elle se rend en toute hâte à Paris, et consulte le médecin de l'ambassade turque. Celui-ci pratique une forte saignée du bras, avec d'autant plus de raison, que Madame R..... est pléthorique, et ordonne le collyre suivant : eau de plantain trois onces, eau de roses trois onces, et sulfate de zinc deux grains. Malgré cette médication, l'ophthalmie faisant des progrès, l'on me prie le lendemain d'aller voir la malade. Voici son état :

Madame R..... n'a point dormi de la nuit, à cause des douleurs qu'elle a ressenties. Chaque œil offre sur la conjonctive palpébrale une injection vasculaire intense, avec velouté et granulations rougeâtres. Sur la conjonctive scléroticale, on aperçoit de gros vaisseaux, d'un rouge carmin, élevés au-dessus de la conjonctive et suivant ses mouvemens. Ces vaisseaux, superficiels, sont tortueux, rapprochés et viennent se terminer tout près de la cornée, ne laissant tout autour de cette membrane qu'un très-petit espace blanc et uniforme. La membrane sclérotique n'est point injectée, et il n'y a ni larmoiement, ni photophobie. Chaque œil sécrète une grande quantité de mucus qui forme tous les matins un dépôt sur le grand angle et sur les cils.

Diagnostic. Ophthalmie catarrhale ou conjonctivite catarrhale parvenue au second degré.

Commémoratif. Il vient à l'appui du diagnostic. La malade a un coryza et une bronchite aiguë ; elle est enchiffrenée, tousse et crache ; l'auscultation fait entendre un léger râle sibilant.

Traitement. Infusion de bourrache pour boisson; application de huit sangsues à chaque apophyse mastoïde et compresses fréquemment imbibées du collyre suivant : eau distillée quatre onces, acétate de plomb un scrupule, laudanum liquide de Sydenham vingt gouttes. Deux purgations dans la semaine, avec une bouteille d'eau de Sedlitz, et frictions sur les tempes quatre fois par jour avec la pommade d'onguent napolitain double. Sous l'influence de ce traitement, l'affection s'améliore, et la guérison est complète le 20 janvier.

ART. II. DE L'OPHTHALMIE BLENNORRHAGIQUE.

Lorsque la conjonctive catarrhale prend de l'accroissement, qu'il y a *chémosis* accompagné de sécrétion muqueuse avec granulations, elle se transforme en *ophthalmie blennorrhagique* ou *puriforme*. La maladie est alors très-dangereuse, et si elle est épidémique, elle devient terrible.

L'ophthalmie des nouveaux nés et celle qui a fait tant de ravages chez nos braves soldats dans la campagne d'Egypte ; l'ophthalmie qui a décimé l'armée belge en 1836 et qui se développe si souvent dans les prisons ; enfin l'ophthalmie gonorrhéique, causée par le transport du mucus des parties génitales à l'œil ; toutes ces ophthalmies ne sont que des variétés de la conjonctivite catarrhale, mais portée jusqu'à son plus haut degré de développement. Dans le premier degré de l'ophthalmie blennorrhagique, il y a injection plus intense, épaississement de la conjonctive avec velouté rougeâtre et granulations diaphanes. La sécrétion muqueuse augmente et remplit le cul-de-sac de la conjonctive. Combattue à propos, la maladie ne dépasse pas ces symptômes.

Dans le second degré, il y a *chémosis*, c'est-à-dire inflammation et sécrétion plus grande, avec boursoufflement et anneau autour de la cornée. L'iris est sain, la pupille un peu contractée. La sclérotique est rarement affectée ; si elle l'est, il y a alors élancement douloureux, photophobie et larmoiement ; les granulations se multiplient, la membrane semi-lunaire se gonfle ; l'œil prend un aspect extraordinaire ; les paupières sont énormément œdématiées ; il y a pression entre elles d'une portion de la conjontive, qui fortement comprimée apparaît comme une crête de coq ; ces paupières, soulevées, laissent échapper un flot de matières puriformes, qui s'écoule sur la joue, l'irrite et la corrode. Souvent ces matières sont mêlées de sang fourni par la rupture d'un vaisseau. Nous avons vu ce dernier phénomène effrayer et des malades et des médecins. Cette hémorragie est au contraire un bon signe ; elle remplace la saignée locale, dégorge les tissus, diminue l'inflammation et communique à l'affection une forme plus bénigne. Traité avec énergie, le mal s'arrête fréquemment à cette période, résiste quelques jours et enfin rétrograde ; mais bien souvent la phlegmasie s'étend à la cornée, cette membrane s'ulcère, s'infiltre et se ramollit.

Le *ramollissement* de la cornée est annoncé par une tache jaune, grisâtre, qui se forme tantôt dans le centre, tantôt sur les bords de cette membrane, où l'on remarque une pulpe composée de molécules arrondies : cette pulpe ressemble à de la gélatine et s'enlève facilement. Souvent cette pulpe passe inaperçue, les larmes entraînant avec elles cette matière gélatiniforme si molle ; il en résulte alors une *ulcération* profonde, à bords taillés à pic et non arrondis. C'est la rapidité avec laquelle cette cornée se rompt, (ce qui arrive quelquefois dans l'espace de quelques heures), qui rend la maladie si dangereuse ; l'évacuation des humeurs de l'œil étant de tous les accidens le plus redoutable. De là, le précepte important de guérir au plutôt la conjonctivite, en mettant en usage le traitement le plus énergique.

En général, lorsque les ulcères dont nous avons parlé se manifestent, la sclérotique ne tarde pas à participer à l'inflammation. Quoique les caractères anatomiques nous échappent en cette circonstance, voilés qu'ils sont par la conjonctive tuméfiée, le blépharo-spasme et la photophobie ne peuvent nous laisser aucun doute à cet égard. Il est rare que l'ophthalmie se borne à un seul œil ; si dans le principe l'un est isolément affecté, l'autre ne tarde pas à l'être.

Les granulations qui ont lieu dans l'ophthalmie blennorrhagique ressemblent à des grains de *chenevis* ; elles sont tantôt d'un rouge jaunâtre, et tantôt écarlate. Elles occupent toute la conjonctive palpébrale , et principalement celle qui recouvre le tarse et le grand pli de la conjonctive. Toutes les fois qu'on les aperçoit, l'ophthalmie blennor-rhagique est à craindre , car ce caractère *grenu* de la conjonctivite a été regardé comme le signe pathognomonique de cette maladie.

L'ophthalmie *purulente* des nouveaux nés a les mêmes symptômes , mais moins intenses (1). Elle offre des granulations analogues à celles de l'oph-thalmie blennorrhagique , mais elles sont beau-coup plus pâles et disparaissent plus vîte , lorsque la maladie est convenablement traitée.

Étiologie. Les causes de cette affection sont celles de l'ophthalmie catarrhale ; c'est surtout depuis l'expédition d'Égypte qu'on a prétendu qu'elle pouvait se communiquer par contagion. On voit souvent l'ophthalmie blennorrhagique se développer spontanément dans les endroits où il y a encombrement. Après le *choléra ,* il y a eu une épidémie de cette ophthalmie à l'Asile des Enfans trouvés. MM. Bourjot-Saint-Hilaire et Sichel , après l'examen des lieux, ont vu qu'il

---

(1) L'eau froide,, employée dans le baptême , donne souvent naissance à des ophthalmies. On doit préférer l'eau tiède, le moindre refroidissement pouvant devenir funeste chez les enfans.

y avait toutes les causes aptes à donner lieu à la conjontivite catarrhale ; telles que l'encombrement, l'humidité de la salle, la coupe des cheveux à cause de la vermine.

Toutes les fois qu'il y a des rhumatismes et des catarrhes endémiques, on voit survenir des ophthalmies blennorrhagiques endémiques. L'existence de la contagion immédiate ne peut être mise en doute ; les livres fourmillent de preuves à cet égard, et ces preuves sont confirmées par l'observation journalière.

En résumé, l'étiologie de l'ophthalmie blennorrhagique se trouve dans les circonstances suivantes : 1.° certaines dispositions individuelles ; 2.° la réunion d'un grand nombre de personnes dans un petit espace ; 3.° le transport sur les yeux de la matière blennorrhagique ; 4.° certaines influences épidémiques ; 5.° enfin, principalement l'ophthalmie catarrhale et ses causes.

Traitement. Au premier degré, le traitement est le même que pour la conjonctivite catarrhale, en ayant soin d'employer des purgatifs plus forts et des collyres astringens plus actifs. Si l'on a à redouter le chémosis, une forte application de sangsues.

Au second degré, quand la conjonctive est chémosée, saignées très-énergiques ; tout en ayant égard à l'âge et à la violence de la maladie. Chez les adultes, une forte saignée de vingt à vingt-cinq onces, souvent jusqu'à la syncope. L'eau froide a été mise en usage ; nous préférons les astringens. Il est urgent de donner un purgatif drastique avec six à dix grains de calomel, combiné avec un scrupule ou un demi-gros de scammonée ou de jalap, afin d'obtenir jusqu'à dix déjections alvines.

L'on doit mettre immédiatement en usage le collyre suivant : sous-acétate de plomb six à douze grains dans demi-once d'eau distillée. Quelquefois enfin, il est nécessaire d'employer le sous-acétate de plomb pur, ou bien le sulfate de zinc, et surtout le nitrate d'argent.

Traitement plus détaillé. On a conseillé la section de l'artère temporale ; mais elle doit être rejetée pour deux raisons comme nuisible ; car, 1.º il faut comprimer le vaisseau pour tirer et arrêter le sang, en sorte qu'on détermine une congestion ; 2.º cette saignée a peu d'effet, elle n'agit que par saccades et ne donne que huit à dix onces de sang : on ne peut la renouveler, car l'artère se rétracte. La saignée de la jugulaire nous paraît préférable à celle de l'artère temporale. En général, il vaut mieux pratiquer la saignée du bras, en l'intercalant avec celle du pied. Le jour même on applique un assez grand nombre de sangsues, et l'on donne un purgatif drastique composé de calomel et de scammonée, ou bien, deux onces de sulfate de soude avec un grain de tartre stibié, ou mieux encore trois ou quatre gouttes d'huile de croton tiglium avec deux onces d'huile de ricin. J'ai vu ce purgatif réussir chez les individus qui n'avaient pu être purgés par les autres moyens. Toutes les fois que la diminution de l'inflammation n'a pas lieu, il faut employer le collyre de nitrate d'argent pur et frictionner le front et les tempes quatre fois par jour avec gros comme une petite noisette de la pommade suivante : onguent napolitain deux gros, extrait de belladone sans fécule un gros, eau suffisante quantité. Si les collyres sont impuissans, on a recours à la cautérisation avec le crayon de nitrate d'argent ; mais il est important, lorsqu'on veut cautériser, d'avoir un aide, car on est souvent obligé d'exciser une partie de la conjonctive pour faire la cautérisation. En général, l'eau froide comme collyre peut être employée comme les autres moyens, en ayant la précaution de renouveler les compresses à mesure qu'elles se réchauffent aux dépens du calorique du malade. Lorsque le chémosis a diminué et que les ulcérations persistent, il faut les cautériser avec le crayon de nitrate d'argent ; on est même quelquefois obligé de les exciser. Si elles sont légères, il suffit de les toucher avec le crayon de sulfate de cuivre. Si la cornée s'ulcère, on doit employer le laudanum pur de Sydenham, deux gouttes cinq à six fois par jour, et si le siège de l'ulcération est au centre de la cornée, il est indispensable d'instiller quelques gouttes de la solution suivante : eau distillée un gros, extrait de belladone demi-gros, laudanum de Sydenham six gouttes, afin de dilater la pupille, et d'éviter ainsi le staphylôme ou la synéchie antérieure, circonstances très-fâcheuses. Après l'emploi de ces moyens, il faut ordonner l'application d'un large vésicatoire à la nuque ou entre les épaules. Ici le vésicatoire ordinaire est préférable à celui de Janin. Enfin, l'indication principale est de détruire au plutôt les granulations.

Traitement prophylactique. Du moment que l'ophthalmie blennorrhagique existe, le mucus devient contagieux. Il faut alors conseiller aux malades une grande propreté en les engageant à se laver souvent les paupières avec de l'eau fraîche. Quant au régime, il doit être très-sévère. Ils doivent éviter de se coucher sur les yeux, et fuir les localités dans lesquelles ils ont contracté l'affection.

Ce traitement a de l'efficacité toutes les fois que la maladie n'est pas trop avancée et qu'elle est encore susceptible de guérison.

5

ART. III. DE L'OPHTHALMIE LYMPHATIQUE OU SCROFULEUSE.

Dès le début de cette ophthalmie, qui est la plus fréquente de toutes, on observe sur la conjonctive scléroticale une légère injection, non pas uniforme comme dans la conjonctivite catarrhale, mais toujours circonscrite, le plus souvent à la partie interne, quelquefois à la partie externe, plus rarement enfin à la partie supérieure ou inférieure. Cette injection s'accroît de jour en jour; les vaisseaux deviennent gros, comme variqueux, d'une couleur bleuâtre-purpurine; ils sont plus droits que dans l'ophthalmie catarrhale, parallèles entre eux, et forment un faisceau dont la base est tournée vers l'un des angles de l'œil, et le sommet vers la cornée; dans cet endroit la conjonctive commence à s'épaissir, et l'on y aperçoit une tache jaunâtre qui donne lieu à une pustule qui se transforme en ulcère lardacé en s'excoriant.

L'injection, au bout d'un certain temps, peut envahir la cornée et celle-ci peut être affectée sans que la sclérotique soit prise. Cependant la moindre irritation peut donner lieu à la sclérotitis.

Lorsque la conjonctivite scrofuleuse passe à la cornée, celle-ci se trouble, se gonfle et s'infiltre sans pustules ni phlictènes. La kératite est alors à l'état primitif. Quelquefois il se forme près de la cornée un épanchement grisâtre qui donne lieu à une pustule.

Les symptômes négatifs de cette ophthalmie sont les suivans : absence de l'injection, de la démangeaison et de la sécrétion muqueuse, qui caractérisent la conjonctivite catarrhale ; absence de photophobie, de larmoiement et de toute douleur, symptômes pathognomoniques de la sclérotitis.

On rencontre assez souvent dans cette ophthalmie le *blépharospasme*, ou resserrement spasmodique des paupières.

L'ophthalmie scrofuleuse, abandonnée à elle-même, présente des périodes de déclin et d'accroissement ; elle persiste pendant des mois et des années entières, jusqu'à ce qu'enfin la constitution du malade ait été améliorée.

Étiologie. Quant à ses causes, son nom nous les indique. La seule inspection des malades suffit pour éclairer à cet égard. Rappelons seulement que les femmes et les enfans, êtres chez lesquels prédomine le tempérammment lymphatique, en sont plus spécialement affectés. En résumé, l'étiologie se réduit à ces deux mots : scrofules, constitution lymphatique.

Traitement. La première indication est de détruire l'inflammation. A cet effet, on pratique de légères saignées locales, au moyen de quelques sangsues appliquées sur les tempes voisines ; l'on fait des frictions sur les sourcils avec l'onguent napolitain sans belladonne ; l'on purge les adultes avec l'eau de Sedlitz, et les enfans avec deux onces de manne dans une tasse de lait, aromatisé avec cinq gouttes d'huile de canelle ou de menthe poivrée, ou bien deux onces de sirop de rhubarbe avec une once de sirop de nerprun. L'on donne à l'intérieur, comme excitant du système lymphati-que, la poudre avec calomel et soufre doré d'anti-moine de chaque substance six grains, combinés avec magnésie calcinée un demi-scrupule, et gomme arabique un gros : le tout pour vingt-quatre paquets. On en fait prendre quatre par jour. L'hydrochlorate de baryte est aussi souvent em-ployé à la dose d'une demi-once dans une once d'eau distillée. On en donne quatre à six gouttes chez les enfans dans un verre d'eau sucrée ; on peut augmenter la dose jusqu'à cent vingt gouttes dans la même journée ; mais alors il faut sou-mettre les malades à un régime sévère, comme le conseille M. Lisfranc.

Lorsque l'injection a diminué, on associe à ces moyens, avec beaucoup de succès, les collyres ; mais ici les astringens ne doivent pas être em-ployés ; car, en général, ils réussissent assez mal, en augmentant l'injection, le volume des vaisseaux et l'étendue des ulcères. On préfère les collyres suivans : 1.° Eau distillée de laurier - cerise une once, borax de six à douze grains, mucilage de semences de coings un gros ; on n'ajoute point de laudanum à ce collyre à cause du laurier-cerise; 2.° Sublimé corrosif un grain, eau distillée simple une once, laudanum de Sydenham douze gouttes, mucilage de semences de coings un gros. On en instille deux gouttes quatre fois par jour dans l'angle externe de l'œil.

Lorsque l'ophthalmie est à son déclin, un exutoire au bras ou à la nuque produira de bons effets. Souvent il vaut mieux établir un point d'irritation avec la pommade d'Autenrieth sur la nuque. Mais, chez les demoiselles, il est préférable de les pratiquer sur la région dorsale, à cause des ulcères que détermine parfois cette pommade. Le vésicatoire de Janin est le plus fréquemment employé (1). On le laisse appliqué sans avoir besoin de le panser, jusqu'à ce qu'il tombe de lui-même. Lorsqu'on ne veut pas de vésication, on emploie une partie de cette masse pour trois ou quatre parties de poix de Bourgogne.

(1) Il se compose des parties suivantes : Poudre de cantharides un scrupule, gomme résine d'euphorbe deux scrupules, mastic deux gros, cire jaune deux gros. Après avoir fait fondre la cire et le mastic, on remue et l'on y ajoute la poudre. On l'étend ensuite sur un morceau de taffetas de la largeur d'une pièce de deux à trois fr.

Dans les cas très-invétérés le séton à la nuque peut être employé ; mais il est infiniment rare que ce moyen soit nécessaire.

Quand l'opthlamie s'est dissipée, il faut encore continuer le taitement, surtout chez les individus éminemment scrofuleux ; car ce n'est qu'en insistant sur les agens modificateurs de l'économie, tels que les amers, l'hydrochlorate de chaux, de baryte, les antimoniaux, les préparations d'or, les préparations iodurées, les bains sulfureux et les bains de mer, que l'on peut prévenir à jamais une récidive.

Le régime alimentaire réclame une attention particulière. Les viandes de bœuf, de mouton, grillées ou rôties, les légumes antiscorbutiques, la chicorée, le cresson, etc. ; et quelques autres alimens, tels que les œufs frais, les volailles et le gibier rôtis ; la bonne bière, un vin généreux coupé avec une eau gazeuse légèrement ferrugineuse, sont les alimens et les boissons les mieux appropriés à de telles constitutions. Des vêtemens chauds, une habitation saine, et l'exercice au grand air lorsque le temps et la saison sont favorables, doivent également être recommandés.

Seconde observation.

Madame R...., qui immédiatement après sa guérison était retournée à la campagne, fut obligée de revenir à Paris le 1.er février pour son petit garçon, âgé de quatre ans, atteint à son tour d'ophthalmie.

Sur la conjonctive palpébrale de l'œil droit, on aperçoit une injection vasculaire analogue à celle de sa mère, mais avec cette différence qu'il n'y a ni velouté, ni granulations rougeâtres. En outre, les vaisseaux de la conjonctive scléroticale sont moins gros, moins nombreux et d'un rouge plus pâle. Ils sont traversés par un faisceau d'autres vaisseaux plus droits, plus proéminens, comme variqueux, d'un rouge plus foncé, et parallèles entre eux. Ces vaisseaux occupent l'espace compris entre le repli sémi-lunaire et le bord de la cornée. Leurs extrémités, tout près du miroir de l'œil, sont surmontées d'une *pustule* arrondie, jaunâtre, non ulcérée et d'une ligne de diamètre. Cette pustule, symptôme caractéristique de l'affection lymphatique, se trouve ainsi entourée à sa base par un lacis de mailles carrées, irrégulières, composées de deux espèces de vaisseaux, dont les uns vont de la conjonctive palpébrale vers la cornée, et les autres, qui croisent les premiers à angle droit, se dirigent de l'angle interne de l'œil vers cette membrane. La conjonctive seule est malade ; il n'y a par conséquent ni photophobie ni larmoiement.

Diagnostic. Conjonctivite catarrho-lymphatique.

Commémoratif. L'enfant présente tous les caractères de la constitution lymphatique : cheveux blonds, teint blanc, ailes du nez gonflées avec des croûtes dans l'intérieur. En promenant la main à la région cervicale, on sent plusieurs ganglions lymphatiques engorgés.

Traitement. Dans la première semaine, on applique deux sangsues à la région temporale droite, et l'on purge le malade deux fois avec deux onces de manne dans une tasse de lait, aromatisé avec cinq gouttes d'huile de canelle. L'on instille ensuite, trois fois par jour, dans l'œil du malade quelques gouttes du collyre suivant : eau distillée deux onces, sublimé corrosif un grain, laudanum liquide de Sydenham dix gouttes, et mucilage de semences de coings un gros. L'opththalmie diminue peu à peu, et vers la fin de la seconde semaine la pustule, qui ne s'est pas ulcérée, a entièrement disparu. Comme il reste encore quelques traces d'injection dans la conjonctive palpébrale, on remplace le collyre de sublimé par le suivant : eau distillée deux onces, sulfate de cadmium deux grains, et laudanum de Rousseau dix gouttes. L'on administre en même temps l'hydrochlorate de baryte à l'intérieur à la dose d'un grain par jour avec deux gros de teinture amère de gentiane. Au 1.er mars l'œil est entièrement guéri ; on persévère néanmoins dans l'emploi des antiscrofuleux pour éviter une récidive.

ART. IV. DE LA BLÉPHARITE GLANDULEUSE.

A l'opththalmie scrofuleuse se lie naturellement
la blépharite glanduleuse, que l'on peut désigner
aussi sous le nom de *scrofuleuse*. Cette affection
est caractérisée par l'inflammation chronique des
follicules de Meibomius, et attaque toujours les individus doués d'un tempéramment lymphatique
ou scrofuleux.

Dans cette maladie, le bord palpébral n'est
pas uniformément enflammé, la rougeur a une
teinte cuivrée. Ce bord est inégal, engorgé, parce
que les follicules de Meibomius se gonflent inégalement de manière à représenter une sorte de cha-
pelets durs, des espèces de nodosités qui se recouvrent de petites squammes. Le plus souvent ce
sont des croûtes provenant d'ulcérations qui font
tomber les cils et empêchent leur reproduction.
Ces croûtes sont inégales, granulées, très-adhérentes, d'un rouge brunâtre : on ne peut les arracher sans douleur, même en ayant soin de les
ramollir. Lorsqu'elles sont détachées, on aperçoit
une ulcération à fonds découpés, laissant suinter
une matière *ichoreuse*. Dans cette opththalmie, il

n'y a d'autre sécrétion que celle des follicules de Meibomius. On distingue les croûtes qui accompagnent la conjonctivite catarrhale, de celles qui appartiennent à la blépharite scrofuleuse, en ce que les premières sont minces, molles, faciles à détacher, sans prurit, et placées vers le grand angle de l'œil, tandis que les secondes sont épaisses, dures, très-adhérentes, accompagnées de démangeaisons, et placées sur les cils.

La blépharite scrofuleuse peut se compliquer avec la conjonctivite catarrhale.

La marche lente de cette affection, son siège excessivement rapproché du bord libre des paupières, le peu de douleur dont elle s'accompagne, empêchent de la confondre avec l'orgeolet ou furoncle des paupières.

La blépharite glanduleuse ne s'accompagne d'aucun symptôme redoutable ; mais elle est très-tenace, non pas qu'il soit difficile de la faire disparaître momentanément, mais parce que les récidives sont très-fréquentes, toutes les fois qu'on ne cherche pas à modifier la constitution des individus qui en sont affectés. Aussi doit-on la combattre avec persévérance par les antiscrofuleux, avec d'autant plus de raison qu'elle peut donner lieu à des affections assez sérieuses, telles que l'hypertrophie de la glande, qui, distendue par une substance jaune-rougeâtre, augmente de jour en jour, appuie sur les parois de la cavité qui les renferme, les amincit, les perce enfin, et s'échappe laissant croire quelquefois au médecin peu expérimenté qu'il a affaire à un abcès.

Enfin, si la maladie est abandonnée à ellemême, elle peut être suivie de la dégénérescence sarcomateuse, et plus souvent encore de l'ectropion dit ectropion des vieillards. Cette dernière terminaison est due au développement des fongosités conjonctivo-palpébrales et à l'érosion des angles des paupières (1).

Traitement. Le traitement local de la blépharite glanduleuse consiste dans l'application de peu de sangsues. Si on est obligé d'y avoir recours, il faut les appliquer à l'entour des paupières. On peut mettre ici en usage, pour détacher les croûtes, les cataplasmes émolliens arrosés avec le laudanum ou bien saupoudrés de ciguë ou de safran, lorsqu'il y a de la sensibilité. Quand les paupières ont été ramollies, on prescrit la pommade suivante : onguent napolitain un gros, camphre en poudre demi-gros, huile d'olives suffisante quantité ; la pommade iodurée, axonge un gros, hydriodate de potasse et teinture d'iode six grains

---

(1) La blépharite glanduleuse a été confondue, sous le nom d'ophthalmie dartreuse, avec deux maladies de la peau, le *pithiriasis* et l'*eczéma impétiginodès.*

de chaque ; enfin la pommade avec axonge un gros , précipité rouge un grain , réussissent , en général , très-bien. Chacune d'elles s'emploie en frictions matin et soir. Après avoir bien nettoyé les paupières, le malade les rapproche ; on prend alors , de l'une de ces pommades, la grosseur d'un grain de chenevis, et on l'étend doucement sur le bord libre des paupières, tout le long des orifices des glandes de Meibomius , et on frictionne pendant quelques secondes. Ces pommades ont pour effet d'augmenter la sécrétion des follicules et de la conjonctive ; mais cet état aigu cède bientôt pour faire place à la résolution de la maladie.

Lawrence recommande , dans le cas d'induration des bords des paupières avec ulcération à la racine des cils, de les extraire tous et de cautériser avec le nitrate d'argent. Il se fonde sur cette remarque , que les cils détruits par l'ulcération ne se reproduisent jamais , parce que les bulbes eux-mêmes ont été détruits , et qu'au contraire ils repoussent toujours, si, après les avoir arrachés, on guérit les ulcérations à l'aide d'un caustique.

Dans cette maladie, il est utile de donner de temps en temps des purgatifs.

Quant au traitement général mis en usage pour modifier le tempérament lymphatique , on emploie , dans le premier degré , les préparations antimoniales ; telles que le soufre doré d'antimoine, le kermès minéral, l'oxide d'antimoine, mais surtout l'éthiops antimonial avec les préparations de baryte. Les antimoniaux, d'après les idées de l'école allemande, agissent par absorption ; ils ont une action spéciale sur la peau et sur le système lymphatique. En général, on associe à toutes ces préparations la magnésie calcinée. Les préparations antimoniales s'emploient de préférence en été, et celles de baryte en hiver. Toutes ces préparations se donnent aux doses que nous avons déjà indiquées, dans de l'eau sucrée ; car la gomme tend trop à relâcher le système affaibli. Après l'emploi de ces substances et lorsque l'irritation a beaucoup diminué, on donne les préparations d'or et celles d'iode ; mais il ne faut jamais employer ce dernier médicament à l'intérieur chez les individus prédisposés aux affections tuberculeuses ; il en est de même du sublimé. Toutes les fois qu'on emploie l'iode, moyen atrophiant, il faut porter son attention sur les testicules et les seins. Enfin, lorsque l'inflammation est entièrement tombée, l'on ordonne aux malades les viandes noires, la bière pour boisson ; l'infusion de houblon, de gentiane, et l'infusion froide de quinquina d'abord, puis chaude, et enfin en extrait.

En général, on doit avoir peu de confiance aux sirops, attendu que la partie active est masquée par le sucre et le mucilage.

Troisième observation.

Mademoiselle B....., âgée de douze ans, d'un physique très-agréable, porte sur la paupière de l'œil gauche une affection qui a commencé par la sécrétion d'une matière visqueuse et surabondante fournie par les follicules de Meibomius. Cette matière, en se solidifiant pendant le sommeil, faisait adhérer les cils entre eux, de telle manière que la malade était obligée de faire un effort pénible pour leur séparation. Ces tiraillemens répétés, en arrachant les cils, ont fini par altérer les bulbes de ces poils, qui sont devenus faibles et écourtés. Traitée pendant six mois par un médecin, l'affection a cédé momentanément, mais pour reparaître plus tard. Voici les caractères qu'elle présentait le 15 mai 1836. Sur l'œil gauche on aperçoit une légère conjonctivite palpébrale, et, tout le long du bord de cette paupière, des espèces de nodosités qui se recouvrent de petites croûtes. Ces croûtes sont inégales, granulées, très-adhérentes et d'un rouge brunâtre ; on ne peut les arracher sans douleur, même en ayant soin de les ramollir. Lorsqu'on les détache à l'aide de cataplasmes émolliens, on remarque au-dessous une ulcération à fonds découpés, laissant suinter une matière âcre et irritante qui occasionne des démangeaisons de l'œil et de la paupière.

Diagnostic. Blépharite glanduleuse, compliquée d'une légère conjonctivite palpébrale.

Commémoratif. Constitution lymphatique ; la maladie existe depuis plusieurs mois.

Traitement. On ramollit la paupière à l'aide de cataplasmes émolliens, et lorsqu'elle est nettoyée, on frictionne doucement les cils en fermant l'œil, avec gros comme un grain de chenevis de la pommade suivante : axonge un gros, précipité rouge deux grains. On purge toutes les semaines la malade et l'on administre à l'intérieur l'hydrochlorate de baryte , qui est discontinué le douzième jour du traitement, à cause d'une légère irritation de la muqueuse intestinale. On remplace ce sel par la poudre suivante : éthiops antimonial deux gros , rhubarbe et gomme arabique de chaque un gros, et magnésie calcinée un demi-scrupule ; l'on divise en vingt-quatre paquets, et l'on en donne quatre par jour.

Après trois mois consécutifs de ce traitement , la blépharite a été entièrement guérie et n'a plus reparu.

ART. V. DE L'OPHTHALMIE RHUMATISMALE.

M. le professeur Bouillaud a prouvé, dans ces derniers temps, que la péricardite (inflammation de la membrane fibro-séreuse du cœur) coïncidait fréquemment avec le rhumatisme qui attaque principalement les membranes fibro-séreuses des articulations. M. le docteur Sichel a fait la même observation relativement à la coïncidence de la sclérotitis (inflammation de la membrane fibro-séreuse de l'œil) avec les affections rhumastimales. Malgré l'opinion de quelques médecins, le rhumatisme est autre chose qu'une inflammation simple ; il en diffère par sa marche périodique et irrégulière. Une différence analogue s'observe entre la sclérotitis traumatique et la sclérotitis rhumatismale. La première, comme toutes les inflammations simples, marche sans irrégularités, sans périodes nombreuses d'augment et de déclin, et les antiphlogistiques en triomphent aisément. La seconde présente, au contraire, de singulières variations : un jour état satisfaisant, le lendemain exaspération ; souvent · guérison apparente , et quarante-huit heures après nouvelle récrudes-

cences ; et , si nous faisons l'examen des circonstances extérieures au milieu desquelles se trouve
le malade , nous verrons presque constamment
que ces variations se lient avec des conditions
atmosphériques ou hygiéniques susceptibles d'imprimer de semblables secousses aux affections
rhumatismales ; enfin la méthode antiphlogistique
aura besoin d'être associée à une médication spéciale pour en obtenir la guérison. Il y a donc
quelque chose de plus qu'une inflammation simple ; on est obligé d'admettre un état pathologique
particulier , un concours de circonstances mor-
bides , et c'est à l'ensemble de ces circonstances
unies à la phlegmasie de la membrane fibro-séreuse
de l'œil , que nous donnons le nom d'*ophthalmie
rhumatismale.*

Cette maladie présente à son début les phénomènes suivans : la conjonctive dans toute son
étendue montre ses conditions normales ; dans la
sclérotique on aperçoit une légère injection, d'une
couleur carmin pâle, formant autour de la cornée
une auréole régulière, composée de rayons fins,
rapprochés, qui deviennent de plus en plus dé-
liés en se terminant à une ligne environ de cette
dernière membrane. Cette auréole, d'abord in-
terrompue par les parties saines de la sclérotique,
ne tarde pas à être complète. Dès que cette injection se montre accompagnée de douleur, de pho-

tophobie et de larmoiement, il n'y a plus de doute sur cette maladie. Le plus souvent l'œil est si sensible à l'impression de la lumière à cause de l'irritation sympathique de la rétine, qu'on ne peut l'examiner que d'une manière très-rapide (1); mais, à ce coup-d'œil fugitif, l'observateur exercé reconnaît toujours, autour de la cornée, cette injection analogue à une fleur radiée.

Quand la sclérotitis persiste, la conjonctive cornéale ne tarde pas à se soulever et à présenter en plusieurs points des phlyctènes ou vésicules transparentes, qui finissent par se rompre et sont remplacées par autant d'ulcérations superficielles taillées à facettes, sur la substance même de la cornée, et qui n'altèrent nullement sa transparence.

Lorsque cette ophthalmie est abandonnée à

---

(1) La photophobie, que nous avons expliquée par l'irritation sympathique de la rétine, pourrait recevoir une nouvelle explication: l'anneau aponévrotique cornéo-sclérotical, où viennent se réunir les tendons des muscles du globe oculaire et les différentes membranes de l'œil, peut être à bon droit considéré comme l'analogue des aponévroses que l'on rencontre dans les articulations. Or, l'effet de la lumière étant de déterminer des contractions dans l'iris, ces contractions, dans l'ophthalmie rhumatismale, occasionnent dans l'anneau aponévrotique des douleurs analogues à celles qu'on éprouve dans les articulations atteintes de rhumatisme, lorsque les muscles qui y aboutissent viennent à se contracter.

elle-même, on voit souvent la cornée prendre un aspect trouble. Sa surface externe, au lieu d'être lisse, devient inégale, comme sablée et aspersée de petits points extrêmement fins, légèrement grisâtres et à demi-opaques qui peuvent débuter sur un point quelconque du miroir de l'œil, mais qui le plus fréquemment se montrent sur le centre. Le trouble qui en résulte, et qui d'abord semble siéger dans la lame externe de la cornée, sous la conjonctive correspondante, augmente de plus en plus, et envahit les autres lames de la cornée. A ce trouble succèdent souvent des plaques opaques, de forme ovalaire, blanches, lisses et pointillées comme de l'albâtre poli, sans place de prédilection bien fixe, mais cependant plus rapprochées de la périphérie que du centre. Probablement que ces plaques sont déjà le produit d'une terminaison de l'inflammation. Une tension douloureuse dans le globe de l'œil, particulièrement pendant ses mouvemens, une douleur obtuse dans le fond de l'orbite, se joignent aux élancemens. La cécité est complète quand toute la cornée est prise, et les phénomènes déjà annoncés, soit en partie, soit en entier, accompagnent cette *kératite rhumatismale.*

L'inflammation de la cornée existe rarement sans qu'il y ait en même temps *iritis.*

Les caractères de l'inflammation de la membrane iris sont les suivans : constriction de la pupille, changement de couleur, abolition plus ou moins marquée de sa texture rayonnée, gonflement, douleur sus-orbitaire fixe, mais faisant des exacerbations vers minuit.

Outre ces caractères communs de l'iritis en général, celui qui tire son origine de l'ophthalmie rhumatismale, présente de plus quelquefois un phénomène particulier : la pupille perd sa forme ronde normale, et devient perpendiculairement ovalaire, c'est-à-dire qu'elle présente un ovale dont le plus grand diamètre correspond à l'axe vertical de l'œil. Cependant il est plus fréquent de voir cette forme de l'ouverture pupillaire sur des personnes affectées d'iritis rhumatismal et portant en même temps une disposition aux affections arthritiques, manifestée par une taille très-haute du corps, un embonpoint marqué, les signes précurseurs des hémorroïdes, ou un léger degré de cette affection.

L'iritis rhumatismal, s'il ne se résout pas, affecte les terminaisons ordinaires de l'iritis : l'épanchement de matière fibro-albumineuse ou puriforme, s'accumule dans les chambres de l'œil, bouche la pupille et y forme de fausses membranes; de là l'oblitération de la pupille et les adhérences avec la paroi antérieure de la capsule du cristallin, etc. Ces affections ne présentent pas de différences spéciales avec celles produites par des ophthalmies autres que les rhumatismales.

L'ophthalmie rhumatismale peut pénétrer plus profondément que jusqu'à l'iris, et produire ce qu'on appelle l'*ophthalmite*, ou l'inflammation générale du globe de l'œil dans toutes ses membranes. Cette inflammation générale est caractérisée principalement par la douleur, le gonflement, la tension énorme, la tendance à la suppuration du globe oculaire, et l'énergique participation du sytème vasculaire et nerveux à l'affection locale.

La marche de l'opththalmie rhumatismale est aiguë ; mais sa durée peut être longue. Dans ce dernier cas, il y a des rémissions très-marquées, qui quelquefois peuvent ressembler à des intermittences, mais qui ne le sont pas véritablement. Il est rare qu'on obtienne avant plusieurs semaines une guérison complète.

Étiologie. Les causes de cette ophthalmie sont celles du rhumatisme en général, telles que les refroidissemens subits, surtout lorsqu'un courant d'air est dirigé sur l'œil après qu'il a été fatigué, ou qu'il est déjà irrité par une cause quelconque. Mais, dans la plupart des cas, elle attaque les individus qui sont porteurs d'affections rhumatismales.

Traitement. Antiphlogistiques, saignées générales et locales, répétées jusqu'à ce que l'inflammation diminue. Frictions réitérées sur le front avec l'onguent napolitain, auquel on associe parties égales de belladone. On emploie la belladone afin de dilater la pupille et de rendre l'œil moins impressionnable aux rayons lumineux, en calmant l'irritation sympathique de la rétine. Dans l'iritis, il faut avoir recours à l'emploi interne du calomel à dose non purgative. Les Allemands ne regardent pas les mercuriaux comme des agens empiriques : de nombreuses observations leur ont prouvé qu'ils atténuaient la plasticité du sang Leur vertu antiphlogistique s'explique très-bien, d'après eux, par leur action physiologique et chimique sur la composition du sang, qui se trouve, après leur injection assez long-temps continuée, dans un état qui se rapproche beaucoup de celui produit par le scorbut, maladie diamétralement opposée à l'inflammation. En général, les purgatifs ne réussissent pas très-bien dans les affections rhumatismales ; cependant la teinture de semences de colchique d'automne, à la dose de cinq à six gouttes chez les enfans et de douze à quinze chez les adultes, et qu'on peut même porter jusqu'à quarante gouttes, prises trois ou quatre fois par jour dans une boisson mucilagineuse, réussit très-bien, sans partager les inconvéniens des antirhumatismaux ordinaires. Toutefois l'augmentation devra être toujours subordonnée au plus ou moins de tolérance des organes digestifs.

Si l'on emploie les bulbes, il faut tripler la dose. Le colchique est une substance narcotico-âcre ; si l'on craint son irritation sur le tube intestinal, il faut y ajouter quelques gouttes de laudanum. La manière d'agir de cette substance n'est pas éncore suffisamment éclairée ; elle a non seulement une action sur les membranes fibro-séreuses et sur les reins, mais aussi sur le système veineux abdominal. L'extrait d'aconit, à la dose d'un quart de grain jusqu'à un grain, est aussi utile ; mais sa vertu thérapeutique varie d'après le sol, la manière de le préparer. La poudre de calomel, unie au soufre doré d'antimoine et à la résine de gaïac, est aussi employée avec beaucoup de succès; on établit ainsi une révulsion permanente sur le tube intestinal, et l'on provoque la diaphorèse ; cette dernière circonstance est très-importante.

Vers le déclin de la maladie, on met en usage les dérivatifs, le liniment volatil, les frictions à la nuque avec l'huile de croton tiglium ou la pommade de tartre stibié; mais un avis important est celui d'appliquer des sinapismes sur les parties autrefois atteintes de rhumatisme. On ne doit point appliquer des vésicatoires, des cautères et des sétons, moyens plutôt nuisibles qu'utiles; car il ne s'agit point de provoquer une sécrétion muqueuse ou purulente, mais bien de déplacer une irritation.

Dans l'ophthalmie rhumatismale on n'ordonne les collyres que lorsque l'inflammation est entièrement tombée. Alors on a recours aux collyres les moins irritans , tels que les suivans : eau distillée de laurier-cerise une once , borax depuis douze grains jusqu'à un scrupule , mucilage de semences de coings un gros ; ou bien sous-acétate de plomb un grain , laudanum de Sydenham douze gouttes , et eau distillée une once. On en instille deux ou trois gouttes quatre fois par jour dans l'angle externe de l'œil.

Quatrième observation.

Monsieur T....., négociant en vins , à Paris , contracte , le 28 février 1836 , une ophthalmie qui , négligée pendant quelques jours , devient très-douloureuse. Elle présente les caractères suivans :

La conjonctive palpébrale des deux yeux est fortement injectée ; elle n'offre cependant ni velouté ni granulations. La conjonctive scléroticale présente une injection vasculaire analogue à celle de la première observation ; mais avec cette différence que les vaisseaux continuent leur marche jusques à la cornée, d'où part dans la sclérotique une injection radiée, composée de rayons fins, rapprochés, d'une couleur carmin pâle, se perdant à une ligne environ de la cornée. L'on aperçoit, en outre, sur la conjonctive cornéale, un grand nombre d'ulcérations superficielles, taillées à facettes, qui proviennent de phlyctènes qui se sont rompues.

Le malade, doué d'un tempérament nerveux très-irritable, ressent de violentes douleurs, accompagnées d'élancemens dans les tempes et dans toute la région sus-orbitaire. Il ne peut pas ouvrir les yeux au grand jour ; il s'oppose, par de fortes contractions du muscle orbiculaire, à ce qu'on écarte les paupières. Dans un endroit sombre, il ouvre spontanément les yeux et reconnaît les objets. Des larmes brûlantes s'échappent de l'œil, dès qu'on tente de l'ouvrir à une lumière intense ; ce larmoiement diminue dans l'obscurité.

Diagnostic. Ophthalmie catarrho-rhumatismale, ou bien conjonctivite catarrhale, combinée avec la sclérotitis rhumatismale.

Commémoratif. Le malade est non-seulement enchiffrené et enrhumé, mais en outre il est porteur d'une douleur rhumatismale ancienne à l'articulation scapulo-humérale du côté gauche.

Traitement. Le premier jour, saignée de seize onces, et sinapisme sur l'articulation scapulo-humérale. Le lendemain, application de dix sangsues à chaque apophyse mastoïde, et frictions sur le front et les tempes avec la pommade d'onguent napolitain et de belladone. Le troisième

8

jour , la maladie étant à peu près stationnaire,
on réitère la saignée, l'on continue les frictions,
et l'on administre à l'intérieur la teinture de
semences de colchique à la dose de quinze gouttes
trois fois par jour dans un verre d'eau gommée.
Sous l'influence de ce traitement , les douleurs
s'appaisent, la photophobie et le larmoiement di-
minuent , et l'injection commence à disparaître.
Le moment favorable pour le collyre étant arrivé,
on met en usage le suivant : eau distillée de laurier-cerise une once et demie, borax quinze grains,
mucilage de semences de coings un gros. Le 20
mars , vingt-unième jour de la maladie , le réta-
blissement est complet.

Quelques jours après , Monsieur T..... s'étant
exposé aux variations brusques de l'atmosphère,
réclame mes soins pour la même maladie. L'ophthalmie étant beaucoup plus légère , une application de sangsues d'abord , puis le collyre de
borax avec les frictions d'onguent napolitain et
de belladone , et la teinture de semences de colchique à l'intérieur, triomphent aisément de cette
récidive.

Remarques. Les quatre observations qu'on vient
de lire prouvent, mieux que les théories les plus
ingénieuses, qu'il importe de savoir distinguer
les différentes espèces d'ophthalmie , puisqu'elles

réclament des traitemens différens. L'on remar-
quera surtout que les diverses injections vasculaires qui caractérisent chaque espèce d'ophthalmie
peuvent se combiner entre elles , comme nous en
avons offert deux exemples dans la seconde et la
quatrième observations précitées. Dans l'une, l'injection catarrhale s'est combinée avec l'injection
scrofuleuse ; dans l'autre, c'est l'injection rhumatismale, ou la sclérotitis, qui s'est combinée avec
l'injection catarrhale. De là , le traitement différent que nous avons appliqué à chacune de ces
ophthalmies.

Au reste , toutes les fois qu'il y a complication
et combinaison des diverses ophthalmies , on doit
toujours commencer par traiter celle qu'il est
le plus urgent d'éloigner. Si leur gravité est la
même , on commence par celle qui cède le plus
facilement.

ART. VI. DE L'OPHTHALMIE ARTHRITIQUE.

L'ophthalmie arthritique a une grande ressemblance avec l'ophthalmie rhumatismale ; elle est beaucoup plus rare que cette dernière. Ainsi que nous l'avons déjà dit, dans le rhumatisme il y a inflammation des membranes fibro-séreuses, et cette maladie affecte les individus de tous les âges. Dans la goutte, non-seulement les membranes fibro-séreuses sont attaquées, mais encore les membranes muqueuses de la plupart de nos viscères ; il y a pléthore dans le système abdominal, et abondance de sang dans la veine-porte, coïncidant assez fréquemment avec une suppression d'hémorrhoïdes chez les hommes, ou de menstrues chez les femmes (1). Cette maladie n'attaque guère avant quarante ans, et sévit principalement sur ceux qui sont sujets aux dérangemens du tube digestif.

L'ophthalmie arthritique se caractérise par une

---

(1) Une chose importante à noter est la sympathie du système veineux abdominal avec la membrane choroïde, dont la structure paraît être analogue à celle de la rate.

injection qui siège à la fois sur la conjonctive et sur la sclérotique. L'injection conjonctivale commence à un quart de ligne de la cornée : elle est formée par des vaisseaux dilatés, comme variqueux, irréguliers, d'une teinte rouge-livide, formant de nombreuses anastomoses et s'arrêtant à une certaine distance des paupières. Quant à l'injection scléroticale, elle est la même que dans l'ophthalmie rhumatismale, seulement la teinte rose qu'elle offre s'affaiblit à un quart de ligne de la cornée, de manière à laisser tout autour de cette membrane un anneau bleuâtre, désigné par les auteurs sous le nom de *cercle arthritique*, et qui paraît être dû à l'indolence de la circulation, qui fait que le sang s'accumule dans la choroïde, membrane éminemment vasculaire, tandis qu'il abandonne les membranes peu riches en vaisseaux; de là la teinte livide du cercle qui existe autour de la cornée, et la varicosité des vaisseaux de la conjonctive. Cette explication est d'autant plus probable, que la choroïde est le plus souvent affectée dans cette maladie.

Quoique ce cercle ait été regardé comme un symptôme caractéristique, il n'est pas constant : il en est un autre qui ne manque jamais, et qui consiste dans la sécrétion d'une matière blanchâtre, écumeuse, semblable à du blanc d'œuf battu, qu'on observe à la face externe du cartilage tarse.

Cette matière ne forme jamais des croûtes, et se réduit en poussière en se desséchant.

Quand la cornée s'affecte, on y observe des épanchemens qui se transforment en ulcérations. Ces ulcérations sont peu profondes, ovales, et moins lardacées que dans les scrofuleuses. Quelquefois il existe un dépôt de matière calcaire sur ces ulcérations ; cette matière paraît être de même nature que celle qu'on observe dans l'urine et sur les articulations, c'est-à-dire qu'elle est composée d'acide urique et de phosphate de chaux.

Dans l'ophthalmie arthritique, l'inflammation peut se propager jusqu'à la membrane iris ; alors ont lieu tous les symptômes de l'iritis rhumatismale, mais avec cette différence que la pupille tend à devenir plutôt transversalement ovalaire que perpendiculaire ; l'ovale est placé horizontalement, et ressemble à celui de l'œil des ruminans (1). La pupille se trouble, prend une teinte verdâtre, et devient immobile ; le bord de cette ouverture se frange, indice certain de l'état morbide de la choroïde ; enfin cette iritis peut revêtir les caractères du glaucôme.

---

(1) Cette forme transversale provient de ce que les fibres rayonnées de l'iris se contractent plus fortement vers les angles de l'œil, et surtout vers l'angle externe. Ce signe n'est pas constant, mais la pupille est toujours dilatée et le plus souvent inégalement arrondie.

L'*étiologie* se réduit à l'arthritis et à la pléthore abdominale.

Traitement. Il doit être énergique : larges saignées du pied ou du bras et applications réitérées de sangsues à l'anus. La teinture de semences de colchique d'automne doit être administrée à une haute dose. On peut aussi mettre en usage le gaïac, et surtout sa teinture alcoolique préparée avec une partie de résine sur quatre d'alcool à 36.° B. La dose en est d'un scrupule à un gros dans un véhicule approprié. En général le bois de gaïac est le plus souvent employé dans la syphilis, et la résine dans la goutte et le rhumatisme chronique.

L'application des exutoires et des dérivatifs sur les extrémités inférieures est très-avantageux : les sinapismes sur les articulations habituellement malades ne doivent pas être négligés.

En résumé, traitement identique à l'ophthalmie rhumatismale.

Cinquième observation.

Monsieur M...., propriétaire, âgé de 44 ans, présente dans son œil gauche une injection conjonctivale, composée de gros vaisseaux irréguliers, flexueux, analogues à des veines variqueuses, qui s'entrelacent entre eux, de manière à ne laisser tout autour de la cornée qu'un *cercle bleuâtre* qui

n'a guère qu'un quart de ligne de largeur. L'injection scléroticale est la même que dans la rhumatismale, si ce n'est qu'elle est d'une teinte plus
faible. Il y a un léger commencement de décoloration de l'iris ; la pupille tend à s'allonger transversalement. On aperçoit, sur le cartilage tarse,
une écume blanchâtre analogue à du blanc d'œuf.

En examinant l'œil droit du malade, on voit
une décoloration de l'iris ; la pupille est trouble,
verdâtre et immobile, il y a synéchie antérieure ;
son bord est frangé et sa forme transversalement
ovalaire ressemble à celle de l'œil des ruminans.
Le malade ne voit plus de cet œil depuis six
mois, époque à laquelle il a été atteint d'une ophthalmie très-rebelle.

Diagnostic. Ophthalmie arthritique.

Commémoratif. Le sujet est pléthorique, son foie
est volumineux , il éprouve souvent des digestions
laborieuses et est presque toujours constipé. En
outre, le moindre refroidissement lui occasionne
des atteintes de goutte dans les articulations du
pied et du poignet.

Traitement. Une saignée de douze onces , deux
applications de sangsues à l'apophyse mastoïde
gauche , des sinapismes sur les extrémités inférieures , la teinture de colchique à l'intérieur, et
les frictions sur la tempe gauche avec l'onguent
napolitain et l'extrait de belladone , forment la

base du traitement de la première quinzaine. Plus
tard, on applique des sangsues à l'anus, et l'on
remplace le colchique par la teinture de gaïac ;
enfin, l'on cesse les frictions, et l'on établit un
point de dérivation à la nuque à l'aide de l'em-
plâtre de Janin. Cette ophthalmie opiniâtre, qui
a présenté plusieurs périodes d'augment et de
déclin, a fini par disparaître après deux mois
consécutifs d'une médication énergique, et l'œil
gauche a repris son état normal.

ART. VII. DE L'OPHTHALMIE ABDOMINALE.

Cette ophthalmie coïncide presque constamment avec une affection de la choroïde. Lorsque les hémorrhoïdes ou les règles viennent à se supprimer, il se forme une congestion vers la tête : la choroïde alors se gonfle, devient variqueuse ; cette varicosité se manifeste aussi dans les vaisseaux de la conjonctive.

Quoique l'injection abdominale offre une grande analogie avec celle qui constitue l'ophthalmie arthritique, elle en diffère cependant en ce que les troncs vasculaires, d'un rouge foncé, dilatés et comme variqueux, commencent à la circonférence de la conjonctive scléroticale, et s'arrêtent à quelque distance de la cornée, en se divisant en deux branches qui s'écartent à angle droit. Ces branches, en se rapprochant de celles qui appartiennent aux troncs voisins, forment avec elles des anastomoses, de manière à décrire un *cercle* connu sous le nom d'*abdominal*. Ce cercle a environ une ligne et demie de largeur, tandis que celui de l'ophthalmie arthritique n'est que d'une demi-ligne.

Dans cette maladie, la sclérotique n'est point injectée, et l'on ne rencontre jamais sur le cartilage tarse cette matière blanchâtre, écumeuse et analogue à du blanc d'œuf.

Étiologie. Les causes de cette maladie ont été déjà indiquées.

Traitement. Il consiste à rétablir les hémorrhoïdes ou les menstrues, en provoquant une évacuation périodique au moyen des sangsues ou des ventouses scarifiées. Il faut agir en même temps à l'intérieur : on emploie le soufre à la dose de trois, quatre, cinq grains, combinés avec un quart, un demi-grain d'aloës, quatre fois par jour. Il ne faut pas que ces substances déterminent de trop fortes évacuations. A petites doses, elles ont une action spéciale sur le système veineux abdominal ; à hautes doses, elles purgent. Le borax est aussi utile à la dose de six à huit grains par jour, associé à l'aloës, à la dose d'un à deux grains.

En résumé, les saignées dérivatives, les aloétiques et les emménagogues, habilement maniés, conduiront à d'excellens résultats. On ne doit pas négliger d'appliquer des ventouses sèches aux lombes, aux cuisses, à l'anus, ainsi que des sinapismes aux cuisses et aux jambes ; ou bien le vésicatoire de Janin avec la poix de Bourgogne.

Sixième observation.

Mademoiselle V....., âgée de 14 ans, présente sur l'œil gauche une injection de la conjonctive, qui a cela de particulier qu'elle est composée de gros vaisseaux, d'un rouge foncé, très-distincts les uns des autres, assez nombreux ; chacun de ces troncs vasculaires commence au-dessous de la conjonctive palpébrale, se sépare à angle droit, après avoir marché l'étendue d'une ligne, en fournissant deux rameaux qui vont s'anastomoser avec ceux d'un tronc voisin, de manière à laisser entre eux et la cornée un espace bleuâtre connu sous le nom de *cercle abdominal*. Ce cercle a environ une ligne et demie de largeur. Chez cette malade, il y a en même temps tendance à la choroïdite ; car on observe un gonflement de cette membrane à travers la sclérotique.

Diagnostic. Ophthalmie abdominale ou disménorrhéique, survenue après une suppression de menstrues.

Commémoratif. La malade n'est point réglée ; son ventre est tendu et douloureux ; elle éprouve des maux de tête et des éblouissemens ; ses digestions sont pénibles.

Traitement. Application de deux sangsues toutes les deux heures à la partie interne des cuisses à l'époque présumée des mois, en ayant soin de les faire tomber avant qu'elles soient entièrement gorgées ; fumigations aromatiques dirigées vers l'organe malade ; bains de pieds sinapisés. L'on frictionne soir et matin le front avec la pommade d'onguent napolitain double, et la malade prend tous les jours quatre pilules contenant chacune : aloës un quart de grain, et borax deux grains.

Sous l'influence de cette médication, le flux menstruel reparaît, et l'ophthalmie se dissipe insensiblement.

ART. VIII. DE L'OPHTHALMIE SYPHILITIQUE.

Cette ophthalmie ne doit pas être confondue avec l'ophthalmie blennorrhagique. Nous avons vu que celle-ci siège dans la conjonctive, qu'elle marche avec une rapidité effrayante, et qu'elle peut provenir de toute autre cause que le virus vénérien ; tandis que l'ophthalmie syphilitique a son siège dans l'*iris*, que sa marche est chronique et qu'elle n'attaque que les individus infectés du virus vénérien, surtout ceux chez lesquels la syphilis est confirmée.

Dans cette maladie, la sclérotique est le plus souvent d'un rouge pâle, la cornée paraît mate, et l'humeur aqueuse est trouble. Le petit cercle de l'iris boursoufflé offre une teinte rouge cuivrée. La pupille est irrégulière, oblongue de bas en haut et de dehors en dedans ; elle est plus ou moins anguleuse à l'extrémité supérieure ou interne, et plus rapprochée de la grande circonférence de l'iris que l'extrémité inférieure ou externe, qui est arrondie. On remarque, sur le bord pupillaire, de petites productions bosselées, inégales et de couleur rougeâtre, connues sous le nom de *condylômes.* Les condylômes remplissent souvent toute la chambre antérieure, et peuvent même pousser la cornée en avant. Les malades ressentent des douleurs dans le front et sur le sommet de la tête ; elles sont plus violentes la nuit que le jour, et revêtent les caractères des douleurs *ostéoscopes.*

Lorsque cette maladie est négligée, l'inflammation de l'iris se propage souvent jusqu'à la capsule cristalline, en sorte qu'il s'établit une adhérence entre cette capsule et le petit cercle de l'iris, par suite de l'exsudation d'une lymphe coagulable qui finit par oblitérer la pupille et la rendre immobile. Cette inflammation enfin peut se propager à l'humeur vitrée, à la rétine et à toutes les parties profondes de l'œil, et donner lieu à toutes les suites de l'ophthalmie interne.

L'iritis syphilitique est souvent compliquée de la syphilide exanthémateuse, papuleuse ou pustuleuse.

Pronostic. Quoique cette maladie soit grave, elle peut guérir lorsqu'elle est prise à temps et que l'exsudation de lymphe plastique n'est pas trop considérable.

Traitement. C'est celui de l'iritis en général, mais très-énergique. Dès le début, il faut s'efforcer d'arrêter l'inflammation, pour peu qu'elle ait de l'intensité, par les saignées générales du pied et

du bras, les pédiluves irritans, les boissons délayantes, l'abstinence des alimens, et le repos.
Quand l'inflammation a diminué, on applique
des vésicatoires aux tempes, derrière les oreilles
ou à la nuque.

On prévient la formation des dépôts et l'on fa-
cilite leur absorption par l'usage des diurétiques,
des préparations antimoniales et mercurielles, et
surtout par l'administration du calomel à l'intérieur, poussé quelquefois jusqu'à la salivation ;
on emploie les pilules suivantes : calomel deux
grains, opium un demi-grain ; on en donne
quatre ou cinq par jour.

Les frictions mercurielles sur le front avec
l'onguent napolitain double, et l'usage local de
l'extrait de jusquiame ou mieux encore de l'extrait
de belladone, que l'on fait dissoudre dans l'eau
jusqu'à consistance d'un vernis épais, et que l'on
étend une fois par jour sur la région oculaire,
luttent directement contre la tendance que présente la pupille à se resserrer, à se déformer et
à devenir adhérente aux parties voisines.

Cette ophthalmie spécifique résiste souvent à
tous ces moyens de traitement, et a une grande
tendance à récidiver, tant qu'on n'a pas réussi
par un traitement convenable à extirper les restes
du virus vénérien. A cet effet, l'on administre les
pilules de sublimé, ou celles de sédillot, en même

temps que la salsepareille concentrée (1). Le muriate d'or en poudre, en solution ou en pilules, réussit aussi très-bien, surtout chez les individus lymphatiques, quoi qu'en aient dit ses détracteurs.

Septième observation.

Un jeune homme d'un tempérament sanguin, contracte, à l'âge de 21 ans, une blennorrhagie qui cesse au bout d'un mois par un traitement antiphlogistique. A l'âge de 23 ans, un chancre se manifeste, après un coït impur, sur la couronne du gland ; cet ulcère guérit dans l'espace de quinze jours par la cautérisation avec le nitrate d'argent, et sans aucun traitement mercuriel. Quelque temps après, et sans s'être exposé à une nouvelle infection, l'affection reparaît sous la forme de l'iritis suivante :

Sur l'œil droit du malade, on remarque une altération de l'iris; le petit cercle de cette membrane, légèrement boursoufflé, est d'une teinte d'un rouge cuivré. La pupille est irrégulière, oblongue de bas en haut et de dehors en dedans; elle offre à la partie supérieure un angle pointu dirigé en dedans. Tout près du bord pupillaire et du côté interne, on remarque trois petites élévations

____

(1) C'est à tort que l'on donne toujours ces pilules le matin à jeun ; car les sujets qui ont l'estomac très-sensible, ne peuvent les supporter ; aussi doit-on les faire prendre deux ou trois heures après avoir mangé.

d'une couleur gris rougeâtre, et qu'on apelle *con-dylômes de l'iris*. La conjonctive et la sclérotique sont légèrement injectées ; il y a un peu de photophobie et de larmoiement.

Diagnostic. Une céphalée insupportable, surtout pendant la nuit, jointe à un ecthyma syphilitique siégeant sur les épaules et sur le dos, ne laissent aucun doute sur l'ophthalmie chancreuse.

Traitement. Saignée de seize onces, application de sangsues au-devant de l'oreille droite, trois frictions sur le front avec l'onguent napolitain, et une application par jour de l'extrait de belladone sur le globe oculaire, avec les pilules de calomel associé à l'opium, sont les moyens mis en usage pendant trois semaines. A cette époque, les petites élévations sont bien moins apparentes, la pupille est moins irrégulière et son extrémité supérieure et interne moins anguleuse. L'on remplace les pilules de calomel par celles de sédillot, que l'on donne à la dose de trois par jour, en même temps que la tisane de salsepareille et de gaïac. Deux mois consécutifs de ce traitement ont ramené la pupille à peu près à son état normal : à l'endroit où siégeaient les ulcérations de l'iris, on aperçoit de petites cicatrices blanchâtres, qu'il faut explorer attentivement pour bien les distinguer. Les douleurs nocturnes ont cessé depuis long-temps, et l'ecthyma syphilitique a entièrement disparu.

ART. X. DE LA CHOROÏDITE.

Nous avons déjà parlé de la choroïdite, en traitant des ophthalmies arthritiques et abdominales, maladies avec lesquelles elle se complique fréquemment.

L'inflammation de la choroïde consiste dans un gonflement considérable de cette membrane, qui presse fortement sur la sclérotique et sur les parties internes de l'œil. L'iris se déforme vers les points où la choroïde se gonfle : la pupille devient alors irrégulière et parfois immobile ; la vue se trouble ; il y a douleur et tension dans le globe oculaire ; quelquefois il y a photophobie. Un symptôme qui survient souvent est celui-ci : l'espace pupillaire se décolore ; il ne devient pas grisâtre comme dans les cataractes lenticulaires, mais bien verdâtre. Il y a plutôt dilatation que resserrement de la pupille.

Dans cette maladie, comme dans les inflammations de l'œil, en général il n'y a pas de réaction.

Traitement. Saignées énergiques, application réitérée de sangsues ; frictions sur le front et sur les tempes avec la pommade d'onguent napolitain

et d'extrait de belladone ; protochlorure de mercure à l'intérieur poussé jusqu'à la salivation.
Lorsque cette maladie est passée à l'état chronique,
il faut mettre en usage des révulsifs très-puissans :
les vésicatoires et les sétons à la nuque doivent
être entretenus pendant long-temps.

ART. XI. DU GLAUCÔME.

Le glaucôme est une maladie qui a pour caractère principal la couleur vert de mer que prend le fond de l'œil vu à travers la pupille.

Jusqu'ici on n'est point d'accord sur la nature et le siège véritable du glaucôme. Hyppocrate confondait le glaucôme avec la cataracte. Wenzel et Weller pensent que cette maladie a son siège principal dans la rétine et dans le nerf optique. Demours croit à une inflammation du périoste orbitaire, sans doute à cause des douleurs que le malade ressent dans cette partie. Enfin la plupart des auteurs regardent cette affection comme une dégénérescence particulière du corps vitré. Quant à nous, nous pensons que cette maladie est due à une dégénérescence de la choroïde avec changement de couleur du cristallin. Cette membrane venant à être congestionnée à la suite de causes diverses par un sang veineux, il s'ensuit que la couleur noire de la partie interne de la choroïde se transforme en bleu, et donne lieu, en se combinant avec la couleur jaunâtre du cristallin, d'après les lois de la physique, à cette *couleur verdâtre*, signe pathognomonique du glaucôme.

En effet, le glaucôme ne se manifeste guère que chez les personnes qui ont dépassé l'âge de quarante ans. Or, les dissections prouvent qu'à cette époque le cristallin est plus ou moins jaunâtre, et l'observation démontre que le glaucôme est toujours précédé de choroïdite.

Les symptômes *objectifs* du glaucôme sont un trouble d'un vert de mer derrière la pupille. Ce trouble est concave et profond. Dès le début, il est moins marqué, et pourtant la vision est sensiblement diminuée. La cornée est normale ; la sclérotique est plus bleuâtre, et la conjonctive est parsemée de vaisseaux variqueux d'un rouge sâle bleuâtre, analogues à ceux de l'opththalmie hémorrhoïdale. Il y a souvent amincissement de la sclérotique, à travers de laquelle on aperçoit la teinte de la choroïde. Le globe oculaire est fréquemment plus dur. Quelquefois l'iris est normal, mais poussé en avant par suite de la compression qu'exerce la choroïde fortement engorgée sur les parties internes de l'œil. La capacité de la chambre antérieure se trouve ainsi diminuée. D'autres fois le bord de l'iris est frangé ; cette membrane est dégénérée, la pupille est presque toujours immobile et assez souvent ovalaire transversalement comme dans l'iritis arthritique. Lors-

que les altérations pathologiques que nous venons
d'énumérer ont acquis leur summum de développement, l'œil, après avoir acquis une très-grande
dureté, diminue souvent de volume et s'atrophie,
les paupières s'affaissent, et recouvrent plus ou
moins complètement cet organe ridé et racorni.

Les symptômes *subjectifs* sont les suivans : au
début, le malade commence par apercevoir les
objets entourés d'une fumée plus ou moins épaisse;
peu à peu cette fumée devient plus considérable;
le malade y distingue des taches noires, foncées
et flottantes. Dans quelques cas, c'est une sorte
de poussière que le malade, à son réveil, aperçoit voltigeant dans sa chambre. Ces phénomènes
sont d'abord passagers et disparaissent pendant
un temps plus ou moins long pour reparaître
ensuite ; ceux qui se manifestent au moment du
réveil, cessent souvent quand le malade a pris
des alimens.

Cependant, après un certain temps, les symptômes deviennent permanens : si le malade
regarde une bougie, elle lui paraît comme
enveloppée des couleurs de l'arc-en-ciel : en
même temps il ressent des douleurs gravatives
dans l'orbite ; ces douleurs deviennent de plus
en plus violentes, et s'étendent peu à peu de
l'orbite aux parties voisines. Elles sont plus fortes
le soir que le matin, peuvent cesser pendant

plusieurs jours si la température est favorable, et reprendre de l'intensité pendant les temps humides, ou bien lorsque le glaucômateux couche sur la plume.

Diagnostic. Le glaucômateux se reconnaît à la simple inspection de sa marche ; il tâtonne, suit le long des murs et lève la tête. L'expression de son œil est celui de l'œil amaurotique. Il y a absence de regards : la figure du malade est bouffie. En outre, on distingue le glaucôme de l'amaurose par le trouble verdâtre que l'on voit à travers la pupille.

Dans les cataractes lenticulaires dures, quelquefois la teinte est plus ou moins foncée et offre une couleur presque verdâtre. On pourrait les confondre avec le glaucôme ; mais elles offrent toujours une grande mobilité de l'iris ; aussi, si l'on instille de la belladone dans l'œil cataracté, le malade y verra-t-il mieux momentanément à cause de la dilatation de la pupille, tandis qu'elle ne produit aucun effet sur l'œil glaucômateux.

Le fongus médullaire de la rétine, à cause de son opacité et de sa profondeur, pourrait être confondu avec le glaucôme ; mais, au lieu de rencontrer le trouble vert de mer, on aperçoit au fond de l'œil ce *reflet chatoyant* qui augmente dans l'obscurité en rejetant un éclair d'un brillant métallique.

Pronostic. Le pronostic est extrèmement fàcheux, attendu qu'il est fort difficile, lorsque la maladie a déjà fait des progrès, d'en obtenir la guérison. Mais ce qui est encore plus fàcheux, c'est qu'il arrive le plus ordinairement que le glaucôme d'un œil est suivi tôt ou tard du développement de la même affection dans l'œil qui était sain.

Étiologie. Les causes du glaucôme peuvent se réduire aux suivantes : congestions vers la tête, ophthalmie arthritique ou hémorroïdale, choroïdite.

Traitement. Le traitement consiste à combattre par de petites saignées du pied (quatre à cinq onces) les fluxions inflammatoires qui se font quelquefois sur l'organe affecté ; on les réitère plus ou moins souvent, selon les circonstances, dans l'intention de rendre la circulation plus libre et plus uniforme. L'on administre en même temps de légers laxatifs, quelquefois même des drastiques. On applique des vésicatoires au bras ; on fait des frictions à la nuque avec la pommade stibiée, où le tartre émétique entre dans une forte proportion, et l'on entretient à l'aide de poudres irritantes la suppuration, jusqu'à ce qu'on ait produit sur l'œil un effet révulsif suffisant. Enfin l'on peut mettre en usage les cautères et le séton.

Lorsque les douleurs qui se manifestent au-dessus du sourcil sont très-intenses, on doit avoir recours à l'usage externe et interne des narcotiques.

Si le glaucôme reconnaît pour cause une ophthalmie artrhitique ou hémorrhoïdale, on suit le traitement indiqué pour ces maladies. Dans les cas de cessation de flux menstruel ou de suppression d'hémorrhoïdes, l'usage interne de l'aloës, combiné avec le soufre sublimé ou le borax, a paru avoir d'heureux résultats. En suivant ce traitement, on a quelquefois réussi à empêcher la formation du glaucôme à l'autre œil, ou à en arrêter le développement; mais il faut le dire, le plus souvent cette maladie est incurable.

ART. XII. DES AUTRES ESPÈCES D'OPHTHALMIES.

Bon nombre d'autres ophthalmies ont été admises par les auteurs ; nous n'en dirons que peu de mots , attendu qu'elles ne sont pour la plupart qu'une modification de celles que nous venons de décrire.

1.° L'ophthalmie *morbilleuse*, qui accompagne la rougeole , est une simple conjonctivite catarrhale. Son traitement est très-simple : elle guérit d'elle-même. Si par cas elle persiste , les collyres astringens la font bientôt disparaître.

2.° L'ophthalmie *scarlatineuse* est aussi une conjonctivite catarrhale , compliquée quelquefois de sclérotitis. Elle peut encore se présenter sous l'aspect de la conjonctivite scrofuleuse , à cause de la prédominance du tempérament lymphatique chez les enfans. Le traitement doit être basé sur les indications qu'elle présente.

3.° L'ophthalmie *varioleuse* est caractérisée par la pustule variolique. Ce n'est que dans cette maladie que l'on rencontre la véritable pustule.

Lorsque l'éruption varioleuse se manifeste à la peau , elle peut aussi se manifester sur la conjonctive oculaire, où l'on aperçoit des boutons. Pour les faire disparaître, on emploie le collyre suivant en compresses à l'extérieur : eau distillée deux onces, acétate de plomb quatre grains, laudanum de Sydenham un scrupule. Lorsque les pustules siègent sur la cornée, et que, malgré le collyre, elles prennent du développement, il faut mettre en usage la méthode ectrotique conseillée par M. Billard, qui consiste à inciser la pustule au moment de sa naissance avec la pointe de la lancette, et à la cautériser avec le nitrate d'argent pour en arrêter le développement. Quelquefois ces pustules crèvent et donnent naissance à un ulcère de la cornée, ulcère qui se transforme plus tard en staphylôme de la cornée, ou en sthaphylôme de l'iris.

4.º L'ophthalmie *érysipélateuse* se reconnaît à un boursoufflement luisant de la conjonctive avec des bulles contenant un liquide jaunâtre. Elle suit la marche de l'érysipèle ; sa durée est de neuf à onze jours. On la traite par les purgatifs, la limonade tartarique, lorsqu'il existe un embarras gastrique. Cette affection est très-rare.

5.º L'ophthalmie *scorbutique*, que Beer prétend avoir souvent observée, est excessivement rare en France, si toutefois elle existe.

6.º L'ophthalmie *dartreuse* n'existe point. Quant à la blépharite dartreuse, elle n'est qu'une blépharite glanduleuse : souvent c'est un eczéma impétiginodès ou bien un pithiriasis ; dans ces deux derniers cas , elle réclame le traitement applicable à ces deux maladies de la peau.

7.° L'ophthalmie *psorique* ou *galeuse* survient, presque toujours, après le contact des yeux par des mains galeuses. Dans cette maladie il se forme de petites vésicules qui s'ulcèrent et se recouvrent de croûtes : la secrétion est plus abondante que dans la blépharite glanduleuse ; cette affection est assez rare. Son traitement est celui de la *gale*. Ainsi on donne à l'intérieur, quatre , cinq grains de soufre dans les vingt-quatre heures. On emploie d'abord localement la pommade de concombre sur les paupières , et plus tard on a recours à la pommade d'Helmerick , composée de deux parties de soufre, huit d'axonge , et une de potasse purifiée.

Remarque. Selon M. Lisfranc , il existe une ophthalmie nerveuse , qui offre beaucoup de rougeur et de larmoiement. Cette ophthalmie pourrait bien n'être qu'une sclérotitis.

Il arrive souvent qu'une ophthalmie est compliquée avec une névralgie intermittente. On met alors en usage le traitement des névralgies.

ART. XIII. DES ULCÈRES ET DES TAIES
DE LA CORNÉE.

Comme la plupart des ulcères sont le produit des ophthalmies, et que les praticiens sont appelés journellement à les traiter, nous avons cru nécessaire d'en dire quelques mots avant de terminer cette première partie.

Dans la plupart des ophthalmies, il se manifeste des ulcères. Les auteurs en ont admis un grand nombre de variétés ; nous les rangerons dans les deux groupes suivans :

1 ° Les ulcères *lymphatiques* ou *scrofuleux*. Ils débutent sur la conjonctive cornéale par une pustule qui se transforme en ulcère lardacé en s'excoriant.

Le sommet de cet ulcère correspond presque toujours à un paquet vasculaire, affectant la forme de l'injection qui caractérise l'ophthamie lymphatique. On le remarque surtout chez les enfans et les femmes, principalement doués de ce tempérament. Chez ces mêmes personnes, on observe aussi assez fréquemment une tache nébuleuse qui siège le plus souvent sur le centre de la cornée, et qui est remplacée plus tard par une ulcération.

2.º Les ulcères *rhumatismaux* et *arthritiques*. Ces ulcères commencent quelquefois par une vésicule transparente, qui éclate dans l'espace de quelques jours. Un grand larmoiement et une violente photophobie succèdent immédiatement à cette rupture, qui laisse une excavation transparente qu'on n'aperçoit bien qu'en regardant l'œil un peu de côté. Cet ulcère est le plus souvent entouré d'un grand nombre de petits vaisseaux ; sa marche est assez singulière : tandis que l'injection vasculaire, la photophie et le larmoiement se dissipent, la cavité morbide reste la même ; les malades se croient guéris, mais l'ulcère, qui persiste ainsi sur la cornée, ne tarde pas à donner naissance à une récidive.

Dans d'autres cas, on voit, sur plusieurs points de la conjonctive cornéale, des vésicules transparentes, qui en se crevant donnent lieu à autant d'ulcérations superficielles taillées à facettes. Ces ulcérations envahissent quelquefois la moitié, les deux tiers de la cornée ; on les remarque presque toujours sur la moitié supérieure ; elles s'accompagnent ordinairement de tous les symptômes de l'ophthalmie rhumatismale, et laissent, en guérissant, une tache peu foncée qui finit par disparaître à la longue.

Enfin, il arrive quelquefois qu'il se forme dans

l'épaisseur même de la cornée un épanchement occasionné par une ophthalmie rhumatismale qui se transforme, tout près de la sclérotique, en un ulcère profond. Bientôt une vascularisation fine s'établit tout autour et même au-dessous de cette excavation ; la photophobie est très-intense, et l'ulcère des plus vivaces.

Dans l'opththalmie arthritique, on observe aussi des épanchemens qui se transforment en ulcérations analogues, mais moins profondes, et sur lesquelles se dépose le plus souvent une matière calcaire.

Traitement. Les ulcères de la cornée guérissent le plus souvent sous l'influence du traitement des ophthalmies qui leur ont donné naissance.

Toutes les fois que les ulcères n'affectent seulement que la conjonctive cornéale, ils ne tardent pas à disparaître, parce que les pertes de la conjonctive se guérissent facilement. On emploie à cet effet le laudanum de Rousseau avec l'eau distillée, de chaque un gros, en instillations dans l'œil malade, deux gouttes trois ou quatre fois par jour. Si les ulcères persistent, on les traite par le collyre de sulfate de zinc ou d'acétate de plomb, auxquels on ajoute une certaine quantité de laudanum de Sydenham.

Quand c'est la cornée elle-même qui est ulcérée à la suite d'une ophthalmie rhumatismale, lymphatique, ou arthritique, il faut mettre en usage les collyres les plus doux, tels que ceux de borax, de sulfate de cadmium et de carbonate de potasse; ces deux derniers sels s'emploient à la dose d'un à quatre grains par once d'eau distillée. L'insufflation de la poudre de calomel préparé à la vapeur réussit aussi très-bien. Si l'on veut agir plus fortement, on emploie le laudanum de Rousseau pur. En général, les malades supportent mieux le laudanum que les astringens.

Si ces collyres ne suffisent pas, et qu'il se soit développé tout autour de l'ulcère quelques vaisseaux vasculaires, il faut les exciser, après les avoir soulevés avec des pinces; mais, si les vaisseaux qui alimentent le point malade appartiennent au plan profond plutôt qu'à la conjonctive, l'excision peut devenir dangereuse, et la cautérisation est alors indispensable. Pour bien faire cette cautérisation, on se sert d'un cône de nitrate d'argent dont le sommet est bien arrondi. Il faut toujours cautériser légèrement la surface ulcérée, ne serait-ce que pour éviter de former une escarre considérable. Immédiatement après la cautérisation, on passe un pinceau chargé d'huile sur la surface devenue blanchâtre, afin d'enlever les petites parcelles de nitrate d'argent. L'escarre tombe au bout de trois ou quatre jours, et l'on cautérise de nouveau. L'ulcère étant le plus souvent modifié après deux ou trois cautérisations, on doit ensuite le laisser cicatriser.

Le nitrate d'argent agit ici de deux manières : 1.º Il change la vitalité de l'ulcère, qui de l'état chronique passe à l'état aigu ; 2.º il en éteint l'irritation, en empêchant par son escarre le contact de l'air, et celui des humeurs de l'œil sur des parties dénudées ; cette dernière particularité explique pourquoi la douleur reparaît à la chute de chaque escarre.

En général, on ne doit exciser les vaisseaux de la conjonctive qui se forment tout autour des ulcères, que lorsque ceux-ci sont superficiels et qu'ils persistent depuis long-temps, et l'on doit toujours cautériser les ulcères, quels qu'ils soient, lorsqu'ils sont sur le point de perforer la cornée et de pénétrer dans la chambre antérieure. Si la perforation de la cornée avait lieu à la suite d'une ulcération du centre, on pourrait, pour éviter le staphylôme de l'iris, mettre en usage l'extrait de belladone, six grains dans une once d'eau distillée, en instillations dans l'œil.

Lorsque les divers moyens que nous venons d'indiquer sont employés convenablement, les ulcères n'occasionnent jamais la perte de la vue ; mais, s'ils ont été mal soignés ou tout-à-fait né-gligés, ils peuvent déterminer un trouble plus ou moins grand de la vision, en se transformant en des taches connues sous le nom de *taies*. Ces taies sont de différentes sortes : elles prennent le nom de *néphélion*, quand elles attaquent seulement la conjonctive cornéale ; et, comme elles sont situées ordinairement vis-à-vis de la pupille, elles altèrent la transparence de la cornée, de manière à simuler l'effet d'un brouillard. Elles prennent le nom d'*albugo*, lorsqu'elles attaquent plusieurs lamelles de la cornée, et qu'elles forment une opacité si complète, que les rayons lumineux sont totalement interceptés. Enfin, elles reçoivent le nom de *leucoma*, lorsqu'elles pénètrent jusqu'aux parties les plus profondes de la cornée, en sorte qu'il y a non seulement opacité, mais encore augmentation d'épaisseur et de consistance de cette membrane.

Traitement. Les taies superficielles et de nouvelle formation se dissipent avec assez de facilité, lorsqu'on les traite à temps ; mais il n'en est pas de même pour celles qui sont anciennes et profondes.

Les moyens que l'on met en usage sont ceux que nous avons indiqués pour les ulcères ; on emploie cependant avec plus d'avantage les collyres astringens, tels que ceux de sulfate de zinc, de nitrate d'argent et de pierre divine. Les poudres préparées avec le calomel, l'alun, la tuthie et surtout le nitrate de bismuth, ont paru donner d'heureux résultats. Mais il faut le dire, ce n'est guère que dans le néphélion et le premier degré de l'albugo, que de tels moyens réussissent par fois. Quant au leucoma, c'est une cicatrice indélébile qui résiste à toutes les médications mises en usage jusqu'à ce jour.

Dans le traitement de tous les ulcères et de toutes les taies, il est essentiel de donner de temps en temps quelques purgatifs pour activer la résorption.

II.ᴹᴱ PARTIE.

DES CATARACTES.

On nomme cataracte tout obscurcissement du cristallin, de sa capsule ou de l'humeur limpide de Morgagni, qui s'oppose plus ou moins à ce que les rayons lumineux pénètrent jusqu'à la rétine.

Étiologie. Les causes de la cataracte ne sont qu'imparfaitement connues. Cette maladie attaque également les hommes et les femmes. Les individus au-dessus de quarante ans sont plus fréquemment affectés de cette maladie que ceux d'un âge moins avancé. Quelquefois les enfans l'apportent en naissant : on lui donne alors le nom de cataracte *congéniale.* Il paraît qu'elle peut être héréditaire.

On pense que l'action prolongée de la lumière sur les yeux est susceptible de produire à la longue l'obscurcissement du cristallin : aussi la cataracte se manifeste-t-elle souvent chez les individus qui sont habituellement exposés à une vive lumière ou à un feu très-ardent, comme les forgerons, les serruriers, les souffleurs de verre, les cuisiniers, et tous ceux qui exercent d'autres métiers de ce genre.

Les plaies de l'œil, lorsque l'instrument vulnérant a percé le cristallin, et surtout les commotions violentes de la partie antérieure du globe oculaire, quoiqu'elles ne soient pas accompagnées d'une plaie, ont en général pour résultat immédiat le développement d'une cataracte.

Beer, Weller, M. de Walther, pensent qu'un grand nombre de cataractes sont dues à une phlegmasie du cristallin et de sa capsule. Quoique les inflammations des parties transparentes de l'œil se terminent presque toujours par un épanchement de lymphe, qui donne lieu à une opacité plus ou moins intense, les auteurs précités pensent, avec d'autres, que dans quelques cas les cataractes dépendent d'une cause toute contraire, c'est-à-dire de l'atrophie du cristallin par suite de l'oblitération de ses vaisseaux nourriciers. La *cataracte sénile* leur paraît devoir être attribuée à cette cause : suivant eux, les vaisseaux qui se rendent du corps et du cercle ciliaire à la capsule s'oblitèrent l'un après l'autre, de sorte que, quoiqu'il faille peu de sang pour nourrir le cristallin, celui-ci n'en recevant de la capsule qu'une trop faible quantité pour continuer de vivre, il finit par être frappé de mort ; après quoi la capsule devient graduellement opaque.

Ce qu'il y a de certain, c'est que la couleur et la transparence du cristallin ne sont pas les mêmes aux différentes époques de la vie ; que cette lentille, liquide ou rougeâtre chez le fœtus et l'enfant, devient plus dure, incolore et parfaitement transparente chez l'adulte, et acquiert graduellement, vers l'âge mûr, une teinte jaunâtre, ambrée, qui augmente encore dans la vieillesse. Très-souvent on trouve aussi, vers le centre du cristallin des vieillards, une tache grisâtre, plus ou moins large et opaque, qui semble former le premier degré de la cataracte lenticulaire.

La cataracte à son début est quelquefois confondue avec une amaurose commençante. Pour éviter cette méprise, nous allons indiquer les phénomènes distinctifs de ces deux affections :

1.º Quand la cataracte commence, le malade aperçoit une fumée devant les yeux ; il voit les objets à travers une gaze, un brouillard. 2.º La diminution de la vue est en rapport avec l'opacité que l'on observe derrière la pupille. 3.º On remarque le plus souvent cette opacité au centre ; dans ce cas, le malade ne voit pas les objets placés exactement en face de l'œil ; mais il peut les apercevoir sur les côtés. De là vient qu'il les distingue mieux dans un clair-obscur, parce que la pupille est alors dilatée, tandis qu'à un jour vif elle est fortement contractée. Mais, si le cristallin est complètement opaque, le malade ne voit pas aussi bien à une lumière faible qu'à une lumière vive, par la raison que, dans ce dernier cas, les rayons lumineux étant beaucoup plus intenses, ils peuvent toujours pénétrer à travers le cristallin devenu opaque, jusqu'à la rétine. 4.° La flamme des bougies paraît au cataracté comme entourée d'une aréoble blanchâtre, dont la largeur augmente à mesure que le malade s'éloigne de la lumière. 5.° Les personnes affectées de cataracte commençante se servent avec avantage de verres convexes : en effet, par ces lentilles les objets sont agrandis ; mais ce moyen ne peut être utile qu'autant que l'opacité est peu considérable. 6.° Enfin, la cataracte qui se forme, ne détermine jamais, à aucune époque de son développement, des changemens dans la mobilité de l'iris, et si cet effet est produit lorsque la cataracte est complètement formée, la nature de la maladie est alors si manifeste qu'aucun chirurgien ne court le danger de la confondre avec l'amaurose.

Les phénomènes caractéristiques de l'amaurose sont essentiellement différens : 1.° L'amaurotique a sa vision altérée ; s'il se livre à la lecture, il aperçoit des ondulations, des brisemens de ligne ; quelquefois, dans un mot, il aperçoit les lettres du centre et ne voit point celles du commencement, ni celles qui le terminent. 2.° L'amaurotique ne distingue pas mieux les objets qui sont placés en face de l'œil, que lorsqu'ils sont sur le côté. 3.º L'aréole nébuleuse que le malade voit autour de la flamme d'une chandelle ne ressemble pas à un nuage blanchâtre, mais offre toutes les couleurs de l'arc-en-ciel. 4.º Les lunettes ne facilitent la vision à aucune époque de la maladie. 5.º Ordinairement on n'aperçoit rien dans l'intérieur de l'œil qui puisse motiver l'affaiblissement de la vue. 6.º L'iris est presque ou entièrement immobile ; la pupille est plus ou moins dilatée et devient le plus souvent irrégulière, lorsqu'on expose l'œil malade à une vive lumière, en même temps que l'on couvre l'œil du côté opposé. 7.º Enfin, l'augmentation ou la diminution temporaire de la cécité, si communes chez les individus affectés d'amaurose incomplète, ne dépendent jamais du degré de dilatation de la pupille ou de l'intensité de la lumière, comme cela a lieu chez ceux qui sont affectés de cataracte, mais se rattachent à des causes plus générales et qui tendent à exciter ou à affaiblir l'économie.

En outre, la démarche de l'amaurotique diffère de celle du cataracté. Le premier élève vers le ciel ses yeux avides de clarté ; il marche en tâtonnant, et le moindre rayon de lumière lui procure la plus douce jouissance. Le second au contraire recherche l'ombre, marche le long des murs, pour se dérober à l'action de la lumière, qui tend à diminuer le diamètre de la pupille et par conséquent le champ de la vision. En général les cataractés sont plus vifs que les amaurotiques.

Toutes les fois qu'on examine un œil cataracté, il faut fermer l'autre, parce que la pupille de l'œil ouvert se dilate lorsque l'autre est fermé.

A mesure que la cataracte prend du développement, l'exercice de la vue est de plus en plus gêné ; le brouillard au milieu duquel les malades se croient plongés devient de plus en plus épais, et bientôt ils ne peuvent marcher sans guide. Cependant le cristallin et sa capsule ne sont jamais tellement opaques, qu'ils ne puissent encore être traversés par quelques rayons de lumière. Aussi, quoique les personnes affectées de la cataracte n'aperçoivent plus les objets, elles peuvent encore distinguer le jour des ténèbres.

Il arrive souvent qu'un malade cataracté d'un œil reste long-temps sans s'en apercevoir. Cela provient de ce que, depuis l'invasion de la cataracte, il n'a pas eu l'occasion de fermer l'œil sain en regardant les objets. Aussi doit-on laisser dans le doute ces assertions de personnes qui prétendent avoir perdu la vue d'un côté à la suite d'une colère ou d'affections morales tristes.

Nous distinguerons les cataractes d'après leur siège :

Elles sont *lenticulaires* ou *cristallines*, quand le cristallin seul est affecté ;

Capsulaires ou *membraneuses*, quand c'est la capsule seule qui est prise ;

Capsulo-lenticulaires, si le siège est à la fois et dans le cristallin et dans la capsule ;

Enfin, *morgagniennes* ou *intersticielles*, lorsqu'il y a opacité dans l'humeur de Morgagni.

ART. I. DES CATARACTES LENTICULAIRES.

On reconnaît les cataractes *lenticulaires* aux caractères suivans : leur marche est lente ; leur teinte est assez uniforme , mais plus foncée au centre, parce que le centre est toujours la partie qui s'affecte la première, et que la densité est plus considérable là que partout ailleurs. Leur couleur varie du blanc au gris de fer , sans brillant.

Les cataractes lenticulaires varient d'après leur consistance : elles peuvent être *dures , demi-dures* ou *demi-molles , et molles.*

Elles sont *dures,* lorsqu'elles offrent une couleur plus ou moins bleue ou grise. En outre, les mouvemens de l'iris sont faciles ; ce qui s'explique très-bien par la rétraction en arrière du cristallin, qui diminue de volume à mesure qu'il acquiert de la dureté ; de telle sorte que , ne servant plus de point d'appui à l'iris , il permet à cette membrane de se mouvoir avec facilité ; de plus, l'ombre portée de l'iris sur le cristallin devenu opaque est très-large , puisqu'il existe un espace libre entre la partie antérieure de la lentille et la partie postérieure de l'iris.

Les malades qui sont porteurs de ces cataractes

ont la vision plus nette dans une demi-ombre que dans une vive clarté ; cela tient à la dilatation de la pupille dans les lieux peu éclairés.

Dans les cataractes *molles*, la couleur est plus claire ; l'iris se meut difficilement, parce que le cristallin ramolli augmente de volume, et vient presser fortement contre la partie postérieure de cette membrane. En outre, l'ombre portée de l'iris sur le cristallin devenu opaque est nulle, puisqu'il n'existe plus d'espace vide, la chambre postérieure de l'œil étant entièrement remplie. Enfin, le malade y voit beaucoup moins que dans les dures.

Les cataractes *intermédiaires*, celles qui ne sont ni trop dures ni trop molles, sont les plus fréquentes. Dans celles-ci les mouvemens de l'iris sont peu faciles, l'ombre portée est moins manifeste, la cataracte paraît assez rapprochée, la vue est moins nette que dans les dures, et la transition d'un lieu éclairé dans un lieu obscur influe moins sur la vision.

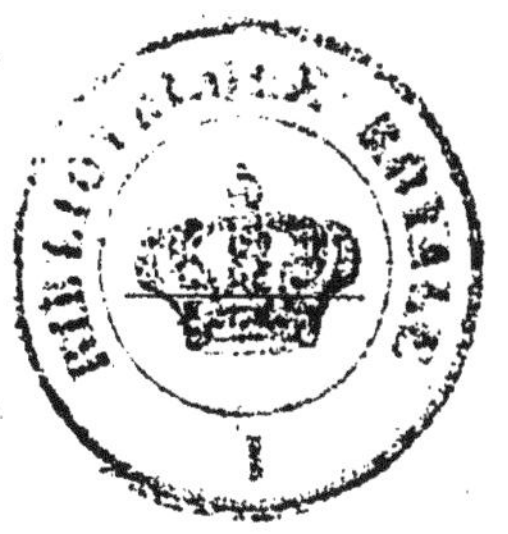

ART. II. DES CATARACTES CAPSULAIRES.

Les cataractes *capsulaires* ou *membraneuses*, au lieu d'avoir une marche lente comme les cristallines, ont au contraire une marche brusque. Leur opacité n'est pas uniforme comme dans les lenticulaires ; là elle est intense, ici à peine marquée, ailleurs tout-à-fait nulle. Quant à leur couleur, elles offrent un brillant métallique, nacré ou d'un blanc un peu mat, mais avec des élévations, des rugosités analogues à une surface crétacée. Ces cataractes passent facilement à l'état de capsulo-lenticulaires.

Les cataractes *capsulaires* doivent être divisées en capsulaires *antérieures*, en capsulaires *postérieures*, et en capsulaires *parfaites*.

Les cataractes capsulaires *antérieures* consistent dans l'opacité du feuillet antérieur de la capsule. Elles se reconnaissent aux signes suivans : elles sont d'un gris clair, et offrent des stries, des rugosités analogues à une surface crétacée ; elles sont plates et très-rapprochées de la pupille. Le cercle noir dû à l'ombre de l'iris se montre dès le début de la maladie ; mais il disparaît entièrement lorsque la tuméfaction de la capsule obscurcie vient à être en contact avec la partie postérieure.

de l'iris. Dans ces cataractes, la vision est très-bornée, il reste seulement une sensation produite par la présence de la lumière, lorsque le malade se trouve dans un endroit éclairé, ou quand il est placé dans un clair-obscur.

Les cataractes capsulaires *postérieures* sont plus rares que les précédentes, et consistent dans l'opacité du feuillet postérieur de la capsule seulement. Elles offrent une opacité concave, sont d'un gris blanchâtre, et ne s'accompagnent jamais de taches d'un blanc analogue à celui de la craie. Quelquefois elles présentent des stries d'un blanc nacré. Elles sont beaucoup plus éloignées de la pupille que les antérieures, et reflettent les objets à la manière du miroir concave. Dans ces cataractes, la mobilité de l'iris subsiste encore lors même que le cristallin est déjà opaque et que la vision éprouve une légère diminution.

Les cataractes capsulaires *parfaites* consistent dans l'opacité de la totalité de la capsule. Elles présentent les mêmes symptômes que ceux des cataractes capsulaires antérieures : de plus, la chambre postérieure de l'œil est entièrement effacée à cause de l'épaississement de la capsule. Quelquefois l'iris présente une surface convexe vers la cornée, parce que, la cataracte étant volumineuse, elle le pousse en avant; enfin, le malade n'est sensible qu'à la lumière la plus vive.

ART. III. DES CATARACTES CAPSULO-LENTICULAIRES.

Les cataractes *capsulo-lenticulaires* tiennent à la fois des *lenticulaires*, par leur teinte uniforme, et des *capsulaires*, par l'aspect de taches et de stries d'un blanc mat et d'un blanc nacré. Ces deux nuances sont quelquefois disposées par couches distinctes et superposées, de telle sorte que la première est toujours supérieure à la seconde. Elles ne se mélangent ni pendant les mouvemens de l'œil, ni par l'effet de frictions exercées sur cet organe. Ces cataractes sont les plus volumineuses de toutes ; elles poussent l'iris en avant : aussi la pupille reste-t-elle immobile, même sous l'influence de la belladone, et la vision est-elle à peu près éteinte.

Les cataractes capsulo-lenticulaires sont assez fréquentes ; elles offrent les mêmes variétés de *consistance* que les lenticulaires simples.

Plusieurs auteurs ont admis une foule de variétés dans les cataractes *capsulo-lenticulaires*. Nous allons indiquer celles qui se présentent le plus fréquemment :

1.º Les cataractes capsulo-lenticulaires *striées*

sont celles qui sont formées chez les personnes âgées par une substance gélatineuse qui se détache par *stries*. Ces stries se collent à la capsule, de telle sorte qu'on les croirait plutôt placées derrière que devant cette membrane. Leur aspect n'est point nacré.

2.º Les cataractes capsulo-lenticulaires *marbrées* sont celles qui offrent des veines et des arborisations de diverses couleurs, tenant à divers épanchemens, ou bien à des fausses membranes provenant de l'inflammation.

3.º Les cataractes capsulo-lenticulaires sont appelées *barrées*, lorsqu'elles présentent une barre perpendiculaire et une barre transversale.

4.º Les cataractes capsulo-lenticulaires *centrales*, c'est-à-dire celles qui occupent le centre du cristallin, offrent à l'observateur une tache arrondie, circonscrite, blanche et plus ou moins opaque. Ces cataractes dépendent le plus souvent de l'ophthamie purulente des nouveaux-nés ; elles sont alors presque toujours compliquées d'une cicatrice placée au milieu de la cornée en face de la cataracte. Voici la manière dont elles se forment : la cornée, à la suite de l'inflammation, se ramollit et se perfore ; la chambre antérieure se vide ; l'iris contracte adhérence : de là rapprochement de la capsule et du cristallin, qui à leur tour s'enflamment par contiguité de surface, et donnent lieu à un épanchement albumineux qui constitue la cataracte centrale.

Les cataractes centrales peuvent être *congéniales:* elles sont alors dues à un arrêt de développement, attendu que dans l'embryon le cristallin est opaque. Elles peuvent encore reconnaître pour cause la compression de la capsule chez le fœtus. Les cataractes congéniales sont presque toujours liquides, parce qu'à cet âge le cristallin est liquide.

Enfin, les cataractes centrales sont dites *coniques* ou *pyramidales*, selon qu'elles représentent plus ou moins un cône ou une pyramide.

5.° Les cataractes capsulo-lenticulaires *kystiques* ont la capsule opaque et le cristallin ramolli. Elles se reconnaissent à la fluctuation de la surface du cristallin ; souvent l'iris oscille, et quelquefois l'œil est plus mou. Cette variété est assez rare.

6.° Les cataractes capsulo-lenticulaires *purulentes*, de Schmidt et de Beer, offrent une bourse contenant de l'ichor. Elles sont souvent compliquées des maladies de l'iris, et présentent une couleur suspecte, d'un jaune couleur de pus ; elles sont accompagnées de peu de sensibilité à la lumière et de peu de contractilité de l'iris. Si on les opère par extraction, le pus reste après que la capsule a été enlevée. Ces cataractes s'observent chez les individus cachectiques, syphilitiques, enfin chez tous ceux qui ont une constitution profondément altérée.

7 ° Les cataractes capsulo - lenticulaires *branlantes*, offrent dans l'iris un tremblotement d'avant
en arrière, une ondulation ; c'est un signe que
le cristallin ou le corps vitré se sont ramollis. Si
le malade vient à se pencher en avant, on voit
un corps prendre cette direction et venir toucher
l'iris, de manière à former un cercle plus ou
moins complet ; ce qui indique une cataracte
opaque qui commence à se détacher. Dans ce cas,
le cristallin doit nécessairement trembloter.

Il arrive souvent qu'un coup reçu sur la tête,
ou une chute faite sur le dos, donne lieu à une
cataracte *branlante* ou *luxée*. Le cristallin détaché
par la commotion peut rester quelques jours
transparent. Lorsqu'il n'est point tout-à-fait détaché, il flotte dans l'œil ainsi que l'iris. Cette
cataracte peut disparaître sans les secours de
l'art par la descente de la lentille détachée dans
la partie inférieure de l'œil ; la vue revient alors,
à moins que le même coup qui a détaché le cristallin, n'ait aussi occasionné une amaurose.

8.° Enfin, on a appelé cataractes capsulo-
lenticulaires *sèches* ou *siliqueuses* les cataractes qui
consistent dans le raccornissement et la dessication
du cristallin et de sa capsule. Elles sont assez fréquentes chez les enfans, et s'offrent sous l'aspect
d'un gris peu foncé. Les mouvemens de l'iris sont
très-libres et l'ombre projetée très-large.

ART. IV. CATARACTES MORGAGNIENNES.

Les cataractes *morgagnïennes* ou *intersticielles* existent rarement à l'état simple, parce que le cristallin ne tarde pas à devenir opaque et à se dissoudre dans l'humeur de Morgagni.

Lorsqu'elles sont simples, elles offrent une couleur d'un blanc de lait, et se présentent derrière la pupille sous la forme de nuages flottans. Leur teinte n'est pas uniforme, et la surface antérieure de la capsule cristalline est convexe et très-rapprochée de la pupille. Il est facile de les diagnostiquer, en imprimant de légères frictions au globe oculaire; le liquide, qui s'agite et se trouble d'abord, se dépose après un certain temps de repos, et donne naissance à des taches ou à des nuages grisâtres ou blanchâtres. Il arrive assez souvent que le malade perçoit nettement les objets pendant le repos; mais, si l'on imprime de nouveau des mouvemens au globe oculaire, le liquide, venant à s'agiter, trouble la vision. On peut apercevoir assez facilement le flottement du liquide, en ouvrant instantanément l'œil après l'avoir frictionné.

ART. V. TRAITEMENT DE LA CATARACTE.

De tout temps on a prétendu avoir guéri des cataractes par les saignées générales et locales, les préparations antimoniales et mercurielles, la ciguë, l'aconit, la digitale, la pulsatille en poudre et en extrait. On a aussi préconisé le galvanisme, l'électricité, la cautérisation sincipitale, les vésicatoires, les moxas, le séton et surtout la belladone. Cette dernière substance, produisant la dilatation de la pupille, permet aux rayons lumineux de passer sur les côtés du cristallin devenu opaque, d'arriver au fond de l'œil et d'y faire naître la perception des objets extérieurs ; aussi les charlatans s'en sont-ils emparés pour tromper la confiance des malades qui se livraient à leurs soins.

Tous les praticiens s'accordent à dire que les cataractes récentes, et qui dépendent d'une contusion ou d'une plaie de l'œil, sont les seules qui puissent disparaître sous l'influence du traitement applicable à cette plaie ou à cette contusion.

Quant aux cataractes anciennes, complètes, et qui sont dues aux progrès de l'âge, tout traitement serait infructueux, et fatiguerait inutilement les malades. Il faut nécessairement avoir recours à l'opération.

Mais, pour que l'opération présente quelque chance de succès, il faut que la maladie soit débarrassée de toute *complication fâcheuse*. Si cette complication provient de maladies incurables, telles que l'atrophie, l'hydrophthalmie, la paralysie de la rétine, etc., il faut renoncer à l'opération. On doit y renoncer également lorsque les malades ont éprouvé pendant le développement de la cataracte et ressentent encore des céphalalgies sus-orbitaires très-intenses.

Enfin, on ne doit pratiquer l'opération que lorsque la maladie est arrivée à son point de *maturité*.

Les anciens désignaient sous le nom de *cataractes mûres* celles dont le cristallin était tout-à-fait opaque et dur. L'observation prouve qu'un cristallin mou ne devient jamais plus dur ; que, plus il persiste, plus il se ramollit ; qu'il finit même par devenir déhiscent. Ainsi une cataracte mûre deviendra plutôt molle, et une molle n'acquerra jamais plus de dureté.

Aujourd'hui on ne donne le nom de cataracte mûre qu'à celle qui ne fait plus de progrès, soit qu'elle remplisse l'ouverture de la pupille, ou qu'elle ne la remplisse pas ; que la vue ait été complètement abolie ou seulement diminuée.

Les cataractes peuvent rester long-temps sans devenir tout-à-fait *mûres*. On reconnaît qu'elles sont parvenues au point nécessaire pour l'opération, lorsque l'affaiblissement de la vue ne permet plus aux malades que de distinguer la lumière d'avec les ténèbres.

Avant cette époque, il serait imprudent d'opérer, parce que, si l'opération ne réussissait point, il pourrait en résulter que le malade devînt complètement aveugle ; ce qu'on ne doit jamais hasarder que lorsque le cataracté n'a plus rien à perdre.

Toutes les fois qu'une cataracte s'est développée rapidement, et qu'on a des raisons de penser qu'elle peut être le résultat d'une inflammation, on doit attendre que celle-ci se soit dissipée avant de tenter l'opération.

Mais, s'il est rationnel de ne pas trop se hâter, il est aussi rationnel de ne pas attendre trop long-temps pour opérer ; car l'observation prouve que la rétine finit par perdre à la longue son aptitude à être impressionnée par les rayons lumineux.

On peut opérer à la fois les deux yeux, s'ils sont cataractés.

Quoiqu'on puisse opérer la cataracte en toute saison, il est néanmoins préférable de le faire au printemps et dans l'été que pendant l'automne et l'hiver, saisons froides et humides où les maladies inflammatoires et catarrhales sont beaucoup plus fréquentes et de plus longue durée : aussi la plupart des praticiens ne font jamais l'opération de la cataracte que pendant les deux premières saisons.

Lorsqu'il règne des affections épidémiques, et surtout des ophthalmies, il faut retarder l'opération jusqu'à ce que ces influences fâcheuses se soient dissipées.

ART. VI. DE L'OPÉRATION DE LA CATARACTE.

Dans l'opération de la cataracte, la principale indication thérapeutique consiste à lever l'obstacle que le cristallin ou sa capsule mettent par leur opacité au passage des rayons lumineux dans le fond de l'œil.

Le chirurgien peut avoir recours à trois moyens principaux pour rendre la vue aux personnes cataractées.

Le premier consiste à extraire de l'œil le cristallin devenu opaque : c'est la méthode par *extraction*.

Le second a pour but de déplacer simplement le cristallin et de l'enfoncer au-dessous de la pupille, dans la partie inférieure du corps vitré, de manière à ce qu'il ne puisse plus nuire à la vision : c'est la méthode par *abaissement*.

Le troisième, enfin, consiste à fendre en plusieurs sens la partie antérieure de la capsule et le cristallin lui-même, en abandonnant ensuite ce dernier organe à la faculté dissolvante de l'humeur aqueuse et à l'absorption des vaisseaux lymphatiques : c'est la méthode par *broiement*, désignée sous le nom de *kératonyxis*.

Avant de décrire séparément chacune de ces trois méthodes, nous allons indiquer quelques préliminaires généraux concernant la position respective du malade et du chirurgien, et la manière de fixer l'œil.

Les uns veulent que le malade soit assis sur un siège peu élevé, en face du jour, la tête appuyée contre la poitrine d'un aide, et l'œil sain caché par un bandage. L'opérateur se met devant lui sur un siège un peu plus haut, afin de n'être pas obligé d'élever trop la main.

D'autres, au contraire, préfèrent se tenir debout, comme Dupuytren, en laissant le malade au lit, dans une position presque horizontale ; ils fixent la main au moyen du coude appliqué sur le lit.

Quoiqu'on opère en général de la main droite sur l'œil gauche, et de la main gauche sur l'œil droit, nous pensons qu'il serait plus avantageux d'opérer toujours de la main droite, en se plaçant, selon le besoin, devant ou derrière le malade.

Quant à la manière de fixer l'œil, l'opérateur abaisse la paupière inférieure avec l'index et le médius de la main qui ne tient pas l'instrument, et presse en même temps un peu sur le globe oculaire.

L'aide soutient la tête du malade en se plaçant derrière lui, une main appliquée sous le menton ;

l'autre main, armée de l'*élévatoire* de Pellier, en glisse la courbure immédiatement derrière le tarse de la paupière supérieure, et, pressant doucement et par degrés, fait rentrer presque entièrement cette paupière sous l'orbite.

PREMIÈRE MÉTHODE.

Les instrumens nécessaires à cette opération sont : un couteau à cataracte, celui de Wenzel ou de Richter ; en Allemagne on préfère celui de Beer ; une curette de Daviel, des ciseaux très-fins et de petites pinces, enfin une aiguille à cataracte.

L'extraction doit se faire en trois temps : 1.° incision de la cornée ; 2.° incision de la capsule ; 3.° extraction du cristallin.

Premier temps. Pour faire l'incision de la cornée, on divise cette membrane en deux parties égales par une ligne imaginaire. Les uns l'incisent au-dessus de cette ligne, les autres au-dessous. MM. Jœger de Vienne et Sichel sont partisans de l'incision de la cornée au-dessus de la ligne horizontale.

Dans les hôpitaux de France, on fait en général l'incision dans la moitié inférieure de la cornée, et voici les préceptes que l'on suit. Le malade situé et l'œil convenablement fixé, le chirurgien saisit le couteau comme une plume à écrire, et prend un point d'appui sur la pommette avec les deux derniers doigts. Il fait une ponction en dehors sur la cornée, c'est-à-dire à un quart de ligne de la jonction de la cornée avec la sclérotique, et à un quart de ligne au-dessous du diamètre transversal. Il pousse le kératome d'une manière uniforme, l'instrument étant tenu horizontalement, et mu de dehors en dedans ; puis il sort au point diamétralement opposé de la cornée en dedans, c'est-à-dire à un quart de ligne de la jonction de la cornée avec la sclérotique et à un quart de ligne au-dessous du diamètre transversal.

On fait donc d'abord la ponction, puis la *contre-ponction*, et enfin on achève de couper la cornée. Cette section doit être faite avec fermeté et sans secousses.

Le lambeau se taille de la manière suivante sur la moitié inférieure de la cornée. Après la ponction faite, et pendant que la pointe de l'instrument chemine dans la chambre antérieure, c'est la partie externe du lambeau qui est taillée ; puis, après la contre-ponction, c'est la partie interne du lambeau qui est taillée ; et enfin on incise une dernière portion ; c'est la portion inférieure du lambeau.

L'humeur aqueuse ne doit s'écouler qu'après la section de la cornée. On doit prendre garde, en faisant la contre-ponction, de ne pas piquer les caroncules lacrymales.

Wenzel préfère l'incision de la cornée de haut en bas et obliquement, c'est-à-dire qu'il divise la cornée par une ligne imaginaire oblique.

L'incision de la cornée ayant été faite, on laisse reposer pendant quelques secondes le malade ; puis on passe au second temps de l'opération.

Second temps. Pour inciser la capsule, on s'est en général servi d'instrumens trop volumineux. Il faut leur préférer une aiguille en forme de lance et très-fine. On introduit cette aiguille sous le lambeau de la cornée, on la fait passer à travers la pupille en évitant de toucher à l'iris, soit en le pressant, soit en le piquant ; et, quand l'instrument a pénétré sur la capsule, on fait trois ou quatre incisions verticales et trois ou quatre transversales : de cette manière la capsule est bien divisée.

Troisième temps. Si le cristallin ne sort pas au moment où la capsule est divisée, on en détermine la sortie par de légères pressions bien combinées, en comprimant la partie inférieure de la sclérotique et même un peu la paupière supérieure. Dès que le cristallin est arrivé dans la chambre antérieure, il ne tarde pas à sortir. S'il ne sort pas, on l'amène à l'aide de la curette de Daviel.

Lorsqu'il reste des lambeaux opaques de la capsule, on doit les saisir avec des pinces ; mais, si quelques fragmens du cristallin se sont logés dans la chambre antérieure, il vaut mieux les abandonner à l'absorption que de risquer d'irriter l'œil par des manœuvres trop répétées.

On a soin de ne pas dilater la pupille à l'aide de la belladone avant l'opération ; car on court le risque alors de faire sortir le corps vitré.

SECONDE MÉTHODE.

L'opération de la cataracte par *abaissement* consiste à laisser dans l'œil le corps opaque, mais à le placer hors de l'axe visuel.

Par rapport à la situation à donner au cristallin, on a divisé la méthode par abaissement, en *réclinaison* et en *dépression*.

Dans la première on pousse le cristallin d'avant en arrière, de haut en bas et de dedans en dehors.

Dans la seconde on enfonce directement le cristallin de haut en bas.

Quatre temps sont nécessaires : 1.º ponction des membranes ; 2.º incision de la capsule ; 3.º réclinaison ou dépression ; 4.º retirer l'aiguille de l'œil.

Pour faire la réclinaison ou la dépression, on se sert généralement en France de l'aiguille de Scarpa, ou de celle de Dupuytren.

L'œil convenablement fixé, le chirurgien saisit l'aiguille à cataracte comme une plume à écrire ;

prend comme pour l'extraction un point d'appui sur l'os de la pommette , et plonge l'instrument dans la substance de la sclérotique à une ligne ou un quart de ligne de la cornée , et à une demi-ligne ou à un tiers de ligne au-dessous du diamètre transversal de l'œil.

Si l'on ponctionne sur le diamètre même , on risque de blesser les artères ciliaires longues qui y sont placées.

Si l'on pique au-dessus de ce diamètre , la réclinaison ne sera pas aussi bien faite.

L'aiguille doit pénétrer derrière le corps ciliaire. Il ne faut pas que l'aiguille ait plus d'*une ligne* de largeur , ce qui est fort important ; car, sans cela , on pourrait blesser le corps ciliaire, d'où résulteraient la suppuration et l'atrophie de l'œil.

On doit pénétrer directement avec une aiguille droite. Si l'on se sert d'un instrument courbe, aussitôt que l'extrémité courbe a pénétré, on doit relever le manche de l'aiguille , et on lui fait faire un quart de tour sur lui-même , afin de tourner la convexité de l'instrument vers la face postérieure de l'iris , et la concavité vers le cristallin. On pousse l'aiguille dans la chambre postérieure, jusqu'à ce que sa pointe soit arrivée derrière la pupille et jusqu'au côté opposé à celui par où elle est entrée.

On applique ensuite la concavité de l'aiguille sur la face antérieure de la cataracte, on incise la capsule en faisant monter et descendre alternativement la pointe de l'aiguille, sans toucher à l'iris. Pour inciser la capsule horizontalement, il faut faire quelques mouvemens de dedans en dehors et de dehors en dedans.

Enfin, pour faire la *réclinaison*, on rejettera le cristallin en arrière, en bas et en dehors; c'est-à-dire obliquement, en élevant le manche de l'instrument et en faisant basculer sur lui-même le cristallin. De cette manière, la lentille est renversée de telle sorte que son bord supérieur est placé en arrière, l'inférieur en avant, et que là face antérieure devient supérieure et la postérieure inférieure.

Une fois que le cristallin est descendu, on s'arrête pendant quelques instans (le temps qu'il faut pour dire deux pater, suivant Ambroise Paré); on fait remonter la pointe de l'aiguille, et si le cristallin ne remonte pas, on retire l'aiguille de la même manière qu'on l'a introduite.

En résumé, on entre dans la sclérotique, la convexité de l'aiguille en haut; puis, derrière la pupille, la convexité doit être en avant pour l'incision de la capsule; ensuite on porte la convexité en haut pour l'abaissement du cristallin, sur lequel, quand il a été abaissé, on place la convexité de l'aiguille en la retournant ; enfin, on retire la convexité de l'instrument en haut. Telle est la *réclinaison*.

Pour faire la *dépression*, après avoir introduit l'aiguille au-dessus du diamètre transversal de l'œil, on coupe la capsule, comme nous l'avons dit ; puis on place la concavité de l'aiguille sur le bord supérieur du cristallin, et l'on abaisse. On retire enfin l'aiguille de la même manière que dans la réclinaison.

TROISIÈME MÉTHODE.

Le broiement du cristallin par la cornée a reçu le nom de *kératonyxis*.

Quoiqu'on puisse broyer le cristallin en introduisant l'aiguille par la sclérotique, le broiement par la cornée est celui qu'on exécute le plus généralement.

Ce qui fait que quelques médecins préfèrent ce mode opératoire, c'est qu'on a l'avantage de pouvoir opérer les deux yeux avec la même main et de ne percer qu'une membrane, la cornée ; tandis que, dans l'opération par la sclérotique, on en perce plusieurs.

On se sert, dans la kératonyxis, d'une aiguille plus petite que dans l'opération de l'abaissement par la sclérotique. Sans cela, le tranchant de l'aiguille resterait dans la cornée, pendant que l'on coupe la capsule et que l'on abaisse. Il faut, au contraire, qu'après avoir percé la cornée, le collet seul de l'aiguille soit dans cette membrane.

Si Dupuytren ne s'était pas servi de la même aiguille pour les deux modes opératoires, il est probable que l'opération par la kératonyxis aurait mieux réussi entre ses mains habiles, et qu'il ne l'aurait pas abandonnée.

M. de Walther dit qu'il faut, dans cette opération, piquer au centre de la cornée. M. Sichel ne partage pas son opinion ; car, si une suppuration survenait, c'est la partie centrale qui deviendrait opaque, ce qu'il faut éviter. Il conseille de ponctionner un peu plus bas que le bord normal de la pupille.

Quelques heures avant d'opérer, on instille quelques gouttes de teinture de belladone entre les paupières, pour dilater la pupille.

Tout étant disposé pour l'opération, le chirurgien, placé à l'ordinaire, prend son aiguille comme une plume à écrire, la convexité tournée en bas et soutenue par le doigt indicateur de la main gauche ; la concavité dirigée en haut et en avant, de telle sorte que la pointe agisse dans une direction perpendiculaire à la surface de l'œil. On la plonge au niveau du bord inférieur de la pupille dilatée, et, quand elle est arrivée dans la chambre antérieure, on la dirige obliquement en haut à travers la pupille jusque sur le cristallin.

On enfonce alors la pointe de l'aiguille dans la partie centrale de la lentille, on incise en différens sens la capsule, et l'on broie le cristallin, dont on dissémine les fragmens les moins considérables dans les deux chambres de l'œil, après avoir déprimé les fragmens les plus volumineux.

L'opération terminée, on retourne la concavité de l'aiguille en haut, et on la retire par le même chemin qu'elle a suivi pour entrer.

Si le cristallin est trop dur pour être divisé, on l'abaisse. Il faut pour cela faire exécuter à l'aiguille courbe un mouvement de rotation qui porte sa convexité en haut ; sa pointe, après avoir déchiré la capsule, est dirigée sur la partie supérieure du cristallin, et l'embrasse dans sa concavité ; un mouvement d'élévation du manche, bien dirigé, suffit pour abaisser l'autre extrémité et le cristallin avec elle.

ART. VII. DU CHOIX DES DIVERS MODES OPÉRATOIRES.

Les praticiens ne sont point d'accord sur le mérite respectif des trois méthodes opératoires que nous venons de décrire. Les uns préconisent l'extraction, d'autres l'abaissement, d'autres enfin la kératonyxis.

Nous pensons, avec Beer, que chacune d'elles offre, dans des cas particuliers, des avantages manifestes ; aussi un chirurgien judicieux doit-il n'en adopter aucune à l'exclusion des autres. Il se déterminera d'après certaines circonstances que nous allons mentionner.

Ainsi on devra préférer l'abaissement : 1.º lorsque les yeux sont saillans, à fleur de tête, afin que le corps vitré ne s'échappe point après l'incision de la cornée ; 2.º lorsque les yeux sont petits et effacés dans l'orbite ; car alors l'extraction offre beaucoup de difficultés ; 3.º lorsqu'il y a des adhérences de l'iris avec la face postérieure de la cornée ; 4.º quand il existe plusieurs taies sur la cornée, qu'on serait obligé d'inciser si l'on pratiquait l'extraction ; l'expérience ayant appris que leur agrandissement est une suite nécessaire de l'opération ; 5.º quand il y a absence congéniale de l'iris ; car, si l'on pratiquait l'extraction, on courrait le risque de vider l'œil en totalité. Dans ce vice de conformation, la kératonyxis offre plus de chances de succès que les autres méthodes.

Le siège et la consistance des cataractes offrent aussi des indications importantes pour le choix du procédé opératoire.

Dans les cataractes *lenticulaires dures*, on pratiquera l'abaissement. On pourra aussi avoir recours à la *réclinaison*. Cette opération sera mieux faite par la cornée que par la sclérotique, et on aura soin de dilater la pupille, ainsi que nous l'avons déjà dit.

Les cataractes *lenticulaires molles* seront coupées en morceaux, broyées pour ainsi dire, afin de faciliter la résorption. Mais, chez les vieillards et les sujets cachectiques et faibles, où la force de résorption s'exécute mal, on aura recours à l'extraction.

Si les cataractes sont *très-dures*, *pierreuses*, l'extraction sera préférable ; car la compression d'un corps dur sur la rétine, pourrait déterminer l'amaurose.

Si les cataractes sont *demi-molles*, on fera le broiement par la cornée. Il sera fait par la sclérotique, s'il y a des adhérences : car il sera plus facile de les détruire en pénétrant par cette membrane.

Les cataractes *capsulo-lenticulaires* seront opérées soit par l'abaissement en pénétrant par la sclérotique, soit par extraction. Dans ce dernier cas, on incisera largement la capsule, et on en arrachera soigneusement les lambeaux.

Lorsque, dans les cataractes *capsulaires*, la capsule seule est opaque, comme cela peut arriver après une opération par broiement ou abaissement (cataracte secondaire), on pourra inciser la cornée et introduire dans l'œil une pince airigne pour arracher la capsule d'arrière en avant.

On pourra aussi introduire une aiguille par la sclérotique, et abaisser la capsule après l'avoir détachée.

Les cataractes *capsulaires centrales* ne seront point opérées ; car, dans ce dernier cas, le malade voit encore ; ou bien, si l'on opère, il est prudent d'avertir le malade que c'est à ses risques et périls.

Les cataractes *enkystées*, et celles avec *bourse ichoreuse*, seront opérées par extraction.

Les cataractes *branlantes* seront opérées soit par *abaissement*, soit par *extraction*. L'abaissement est presque toujours préférable, quitte plus tard à recourir à l'extraction, si le cristallin remonte et flotte à la partie supérieure de l'humeur aqueuse.

Si l'on fait l'extraction, il faut que cette opération soit modifiée. En effet, dans les cataractes branlantes, la membrane hyaloïde étant presque toujours déchirée, on court le risque de vider l'œil ; on évitera ce grave accident en ne faisant qu'une très-petite incision à la cornée et en arrachant le cristallin que l'on saisira avec un petit crochet.

Cependant, avant d'avoir recours à l'extraction, on doit toujours essayer l'abaissement, opération indiquée par la nature ; puisqu'ainsi que nous l'avons dit, il arrive souvent que le cristallin détaché, obéissant aux lois de l'équilibre, se loge de lui-même derrière l'iris, dans la partie inférieure de l'espace occupé par l'humeur aqueuse, dont la pesanteur spécifique est moindre que la sienne.

On conçoit, d'après cela, qu'il est bien difficile que le cristallin remonte après une opération par abaissement bien faite.

Ce que les médecins considèrent le plus souvent comme cataractes *remontées*, n'est autre chose, dans la plupart des cas, que des cataractes *secondaires*, c'est-à-dire des capsules mal incisées qui sont devenues opaques.

ART. VIII. SOINS AVANT, PENDANT ET APRÈS L'OPÉRATION.

Quelle que soit la méthode que l'on choisisse pour opérer la cataracte, il est presque toujours indispensable de faire subir au malade certaines préparations qui tendent à éloigner les accidens qui pourraient se manifester pendant ou après l'opération.

Ainsi on purgera le malade la veille de l'opération, surtout s'il est habituellement constipé.

S'il est pléthorique, doué d'un tempéramment sanguin, il convient de lui pratiquer une saignée avant l'opération.

Le malade peut déjeûner, le jour même de l'opération, avec du café léger ou du bouillon ; car, s'il vomit, les efforts seront moins violens que s'il était à jeun.

Il est absurde de placer un séton ou un vésicatoire à la nuque du malade avant de l'opérer, parce qu'il ne peut se coucher sur le dos, et que cet exutoire détermine un mouvement fluxionnaire vers la tête.

Nous avons dit qu'il ne fallait pas dilater la pupille lorsque l'on opérait par extraction ; qu'il ne le fallait pas non plus, ou qu'il fallait peu la dilater, quand on pratiquait l'abaissement par la sclérotique ; mais qu'il fallait au contraire la dilater largement, lorsqu'on opérait par la kératonyxis. Dans ce cas, on doit se servir de la préparation suivante, dont on instillera quelques gouttes la veille de l'opération : eau distillée un gros, extrait de belladone six grains, dont on fait une solution qu'il faut avoir le soin de filtrer.

Les accidens qui peuvent survenir pendant l'opération, soit que l'on opère par extraction ou par abaissement, sont en assez grand nombre.

Il arrive quelquefois, pendant l'extraction, que l'humeur aqueuse s'écoulant après que l'on a fait la section de la cornée, l'iris vient se coller contre la partie postérieure de cette membrane. Dans ce cas, il est essentiel de s'arrêter. On attend un jour pour que les chambres se remplissent de liquide, et l'on recommence l'opération le lendemain.

Il faut bien prendre garde que, dans l'incision de la cornée, le couteau ne file entre les lames de cette membrane, au lieu de filer dans la chambre antérieure après la ponction, pour aller du côté opposé faire la contre-ponction.

Si le couteau a bien pénétré dans la chambre antérieure, la partie de la lame qui est entrée offre l'aspect métallique, tandis qu'elle est terne quand elle n'a pénétré que dans la substance de la cornée. Immédiatement après avoir percé cette membrane, on ne sent plus de résistance.

Si l'incision de la cornée est trop petite, on doit faire à la capsule de larges incisions, afin que le cristallin n'éprouve pas trop d'obstacle à sa sortie. Dans ce cas, on est obligé de se servir de la curette de Daviel. Si l'incision de la cornée est par trop petite, il faut l'agrandir avec des ciseaux courbes sur le tranchant.

Lorsqu'après la section de la cornée, il y a une contraction spasmodique de la pupille, il faut fermer l'œil pendant quelque temps, instiller quelques gouttes d'une solution d'extrait de belladone, afin de faire sortir le cristallin.

Pendant l'abaissement, il peut arriver que l'on vienne à piquer une artère ciliaire ; on aura alors un épanchement de sang. Quoique cet accident offre peu de gravité, il faut se hâter de terminer l'opération.

Si par cas on blessait l'iris et qu'il survînt un écoulement de sang, le traitement antiphlogistique devrait être mis en usage.

On n'est point exposé à cet accident si l'on opère par la cornée.

Si le cristallin tombe dans la chambre antérieure, l'on attend, et plus tard l'on opère par extraction. On peut aussi dilater la pupille au moyen de la belladone, et faire en sorte de replacer le cristallin dans la chambre postérieure , en pénétrant par la cornée.

Quelle que soit la méthode que l'on ait mise en usage , il faut, immédiatement après l'opération, faire tous ses efforts pour prévenir l'inflammation qui ne se manifeste que trop souvent , et qui est de tous les accidens le plus redoutable.

A cet effet, on place le malade dans une chambre obscure , ou dans un lit garni de rideaux épais , et on l'y retient pendant plusieurs jours, couché sur le dos , et la tête un peu élevée , afin de prévenir une congestion sanguine.

Le pansement consiste à couvrir l'œil d'un plumasseau de charpie bien fine, ou d'une simple compresse que l'on soutient par un bandeau peu serré fixé au bonnet du malade.

L'usage de pratiquer une saignée peu d'heures après l'opération , est une précaution indispensable pour les sujets jeunes et vigoureux ; on doit s'en dispenser chez les personnes faibles et d'un âge très-avancé. Des compresses imbibées d'eau froide et constamment renouvelées seront appliquées sur l'œil ; enfin , on prescrira l'abstinence des alimens et l'usage des boissons délayantes, des bains de pieds et des lavemens.

Si , malgré toutes ces précautions , l'inflammation survenait, il faudrait alors employer les antiphlogistiques et les révulsifs énergiques , ainsi que

les frictions sur le front avec l'onguent napolitain
et l'extrait de belladone.

Après l'opération de la cataracte , la réfraction
que le cristallin faisait éprouver aux rayons lumineux n'ayant plus lieu, les personnes même heu-
reusement opérées ont besoin en général de porter
des verres convexes pour suppléer à l'absence du
cristallin.

III.ᵐᵉ PARTIE.

DE L'AMAUROSE.

Lorsque aucun obstacle ne s'oppose à l'arrivée des rayons lumineux jusqu'au fond de l'œil, que les différens milieux de cet organe conservent leur transparence, et qu'il y a affaiblissement ou perte totale de la vue, il y a *amaurose*.

On peut distinguer plusieurs degrés dans cette affection.

1.° L'*amblyopie*, quand la vision devient confuse, mais que le malade peut encore lire et se conduire.

2.° L'amaurose *incomplète*, lorsque le malade ne voit plus assez pour pouvoir lire, mais qu'il peut encore se conduire.

3.° Enfin, l'amaurose *complète*, lorsque le malade ne distingue plus le jour de la nuit.

Nous avons déjà parlé (1) des symptômes de

____

(1) *Voyez* pages 95 à 98.

l'amaurose, en faisant le parallèle du cataracté et de l'amaurotique ; nous ajouterons néanmoins quelques développemens indispensables.

Ainsi quelques auteurs ont regardé comme un des symptômes caractéristiques de l'amaurose la dilatation avec l'immobilité de la pupille, tandis que d'autres ont cité des faits contradictoires. Cependant ce symptôme est constant, lorsque l'amaurose est complète et ancienne dans les deux yeux et que la vue est totalement éteinte.

Toutes les fois que l'amaurose n'existe que d'un seul côté, on observe, quand on vient à fermer l'œil sain, l'*immobilité de l'iris* de l'œil malade, qui a perdu ses mouvemens indépendans, tandis que les deux iris se meuvent ensemble par sympathie lorsque l'on ouvre et que l'on ferme en même temps les deux yeux. A ce signe essentiel pour le diagnostic de l'amaurose qui n'a frappé qu'un seul œil, on peut ajouter que le malade ne regarde pas de manière à ce que l'objet fixé se trouve directement placé dans l'axe de la vision, et qu'il est par conséquent affecté d'un *léger strabisme*.

L'amaurose est toujours une affection de la rétine, qui n'est, comme on le sait, qu'un épanouissement du nerf optique. Mais, comme ce nerf a des points d'origine non seulement dans le cerveau, mais encore dans la moelle alongée et la moelle épinière, laquelle communique avec le nerf *grand sympathique*, il s'ensuit que l'amaurose peut dépendre d'une multitude de lésions dont le siège se trouve dans ces différens nerfs : aussi la plupart des auteurs ont-ils admis des amauroses rétiniennes, cérébrales, spinales, ganglionnées, etc., etc.

Mais, si l'on voulait admettre autant d'espèces d'amauroses qu'il y a de causes déterminantes de cette affection, il serait impossible d'assigner à chacune d'elles un caractère spécial propre à la faire distinguer des autres. Aussi les diviserons-nous en deux grandes espèces, selon qu'il y aura *excès* ou *défaut de sensibilité* dans les parties nerveuses de l'œil qui président à l'acte de la vision.

Comme il est important de bien diagnostiquer ces deux espèces d'amaurose, le médecin devra examiner, avec la plus scrupuleuse attention, la constitution et l'âge du malade, l'état de son œil et celui des autres organes, en même temps qu'il recueillera le commémoratif de toutes les circonstances qui ont précédé ou accompagné le début et le développement de la maladie. Ce n'est qu'en insistant surtout sur des renseignemens pour ainsi dire minutieux, qu'il parviendra à saisir l'indication principale, et qu'il pourra éviter tout traitement erronné qui pourrait rendre tout-à-fait aveugle une personne qui ne l'était qu'à moitié.

Nous diviserons donc les amauroses , d'après leur nature , en *amaurose irritative* ou *sthénique*, et en *amaurose torpide* ou *asthénique*.

L'une et l'autre peuvent être *idiopathiques*, *symptomatiques* ou *sympathiques*.

Pronostic. L'amaurose est toujours une maladie grave , dont la durée est incertaine et la terminaison souvent fàcheuse.

Toutes les fois que l'amblyopie ou l'amaurose incomplète est survenue brusquement , elle offre , en général , plus de chances de guérison que lorsqu'elle s'est développée lentement.

Lorsqu'elle est symptomatique ou sympathique de quelque affection curable , elle disparaît ordinairement en même temps que la maladie qui lui a donné naissance.

Plus les amauroses sont récentes et incomplètes , et plus les chances de succès sont probables.

Mais , toutes les fois que les amauroses sont complètes, anciennes et survenues graduellement chez des personnes faibles et avancées dans l'âge, il est rare que les traitemens les mieux combinés produisent de l'amélioration.

Il en est de même pour les amauroses complètes lorsqu'on ne peut reconnaître les causes qui les

ont provoquées ; car alors le traitement est entièrement empirique.

Enfin , lorsque les amauroses complètes sont
dépendantes de quelques lésions organiques et
incurables de la moelle , du cerveau ou du nerf
optique , il est inutile de tourmenter les malades
par des remèdes infructueux , puisqu'elles sont
au-dessus des ressources de l'art.

ART. I. DE L'AMAUROSE IRRITATIVE
OU STHÉNIQUE.

Cette amaurose débute par une grande sensibilité de l'œil à la lumière et par de la douleur et de la tension au fond de cet organe. La vue, d'abord plus distincte, offre bientôt un affaiblissement marqué. Les mouches, taches et filamens que le malade aperçoit dès le commencement de cette affection, lui paraissent brillans et colorés.

On rencontre souvent, dans cette période, du larmoiement, de la photophobie et de la rougeur dans l'œil, ainsi que des contractions très-énergiques de la part de l'iris, pour peu que le malade s'expose à une vive lumière.

Ces symptômes sont bientôt suivis de maux de tête qui vont toujours croissant, en même temps que la faculté de voir diminue d'une manière assez rapide, sans qu'aucun trouble se fasse remarquer dans les milieux transparens de l'œil.

Le malade se plaint d'avoir un voile épais et noir au-devant des yeux quand on les expose à la lumière, tandis que dans l'obscurité ce voile lui paraît rougeâtre et brillant.

Cette sensation devient plus prononcée sous l'influence de toutes les causes qui déterminent passagèrement un afflux de sang vers la tête ou dans l'œil, telles que des repas copieux, des boissons excitantes, le séjour prolongé dans un lit mou ou dans des appartemens bien chauffés.

Causes. Toutes celles qui tendent à congestionner le cerveau et l'œil, telles que le tempérament sanguin, la constitution apoplectique, une nourriture trop succulente, la suppression des menstrues, des hémorroïdes ou d'une épistaxis habituelle, les veillées prolongées, les passions violentes, les commotions cérébrales, le rhumatisme, la goutte, enfin toutes les professions qui exposent les yeux à une lumière trop vive et à la chaleur ardente du feu, ainsi que les travaux microscopiques, sont autant de causes prédisposantes de l'amaurose irritative ou sthénique.

Traitement. Tout ce qui débilite est convenable dans la thérapeutique de l'amaurose sthénique, pour ralentir la trop grande activité de la circulation, et diminuer l'afflux trop considérable de sang qui se porte vers la tête. Ainsi on pratiquera, selon la vigueur des sujets, des saignées du pied ou du bras, ou bien l'on appliquera des sangsues ou des ventouses scarifiées. Ces saignées locales seront faites à la nuque, aux régions mastoïdiennes, à la vulve et à la marge de l'anus, selon les indications.

On secondera l'effet de ces moyens en couvrant d'un bandeau les yeux du malade, en lui prescrivant une diète sévère, des boissons délayantes et acidulées, des bains de pieds sinapisés, et l'application sur le front et les tempes de compresses trempées dans l'eau froide et fréquemment renouvelées.

Quand l'économie aura été suffisamment débilitée, et que les symptômes de congestion auront entièrement disparu, on établira d'abord un point de dérivation à la nuque à l'aide de la pommade stibiée, et si l'on n'obtient point d'amélioration, on promènera un vésicatoire tantôt sur cette partie, tantôt aux régions mastoïdiennes, et surtout aux tempes et à la région sourcillière ; enfin, si la maladie est très-rebelle, on aura recours au séton et au cautère.

L'on excitera en même temps la sécrétion de la muqueuse intestinale, si le tube digestif est sain, par l'emploi répété tous les deux jours de purgatifs doux, parmi lesquels le calomel, donné à large dose, et de manière à déterminer de la salivation, tiendra le premier rang.

Toutes les fois qu'il y aura impossibilité de supporter la lumière, après que tous les symptômes de congestion se seront dissipés, on instillera entre les paupières l'extrait de belladone, et l'on donnera à l'intérieur l'extrait d'aconit ou de ciguë vantés par Storck.

Mais, pour arriver à quelques heureux résultats, on devra employer tous ces moyens pendant long-temps et avec persévérance.

ART. II. DE L'AMAUROSE TORPIDE
OU ASTHÉNIQUE.

Cette amaurose, attribuée à un affaiblissement insolite des parties nerveuses de l'œil, offre une marche beaucoup plus lente que l'amaurose sthénique.

Dès le début, un voile noir couvre les objets, qui paraissent d'une couleur plus foncée que celle qu'ils ont effectivement ; mais les malades n'aperçoivent jamais des mouches et des taches brillantes et colorées ; leur pupille est largement dilatée, presque immobile et très-lente à se contracter.

Ils éprouvent une amélioration sensible de la vue par l'application de topiques froids ou stimulans, et immédiatement après avoir pris un repas copieux, des liqueurs spiritueuses, ou du café (1): tandis que les évacuations abondantes, les longues veilles et le défaut d'alimens aggravent toujours l'affaiblissement de la vision.

(1) Richter cite l'exemple d'une personne qui était presque entièrement aveugle, et qui pouvait constamment y voir pendant l'espace d'une heure, après avoir bu du vin de Champagne.

Quelquefois cette amaurose débute par une cécité nocturne, parce que la lumière artificielle n'est pas assez puissante pour impressionner la sensibilité nerveuse de l'œil ; mais cette cécité disparaît lorsqu'on place l'amaurotique en face des rayons d'un soleil brillant.

Dans cette amaurose, les malades n'éprouvent ni douleur ni sentiment de plénitude ou de pesanteur dans la tête et le globe oculaire, et leur vue est en général meilleure le matin que le soir, ce qui est le contraire dans l'amaurose sthénique.

Causes. Toutes celles qui sont susceptibles de produire un état d'affaiblissement ou d'épuisement soit du système nerveux, soit de l'économie tout entière. Telles sont les excès dans les plaisirs vénériens, l'onanisme, les évacuations abondantes, l'allaitement trop prolongé, le défaut d'alimentation, le tempérament lymphatique, la faiblesse de l'âge, les inquiétudes profondes, l'hystérie, l'hypocondrie, et enfin toutes les tumeurs et lésions capables de comprimer ou d'altérer la moelle épinière, le cerveau ou le nerf optique.

Traitement. Dès le début, on doit réveiller la sensibilité de l'œil par l'usage de linimens stimulans. On commencera toujours par ceux qui sont les plus faibles, et l'on arrivera graduellement à ceux dont l'action est plus puissante.

Ainsi l'on frictionnera le front et les tempes

avec : alcool de romarin une once, et éther acétique un demi-gros ou un gros. Si ce liniment
ne produit pas d'amélioration, on passera au
suivant : baume de Fioraventi une once, éther
acétique un demi-gros, et ammoniaque un scrupule. Toutes ces formules peuvent être variées à
l'infini.

Si l'amaurose est très-asthénique, on emploiera
un liniment très-énergique composé d'un à
quatre grains de phosphore, combiné avec deux
gros d'éther acétique. On aura le soin de le renfermer dans un flacon bouché à l'éméri, et l'on
prendra garde de ne pas l'exposer à la lumière,
car on courrait le risque d'enflammer le phosphore, qui donnerait lieu à une explosion qui
pourrait occasionner des blessures graves.

En même temps qu'on agira à l'extérieur par
des stimulans, on cherchera à relever les forces
de l'économie par l'usage à l'intérieur du houblon,
de la gentiane, du quinquina, des préparations
ferrugineuses, et surtout par une nourriture
analeptique et fortifiante.

Si ces différens moyens ne sont pas assez puis-
sans, on pourra mettre en usage des excitans
généraux, tels que la valériane, le camphre,
le phosphore, l'infusion d'arnica montana, ainsi
que l'extrait de ciguë et de pulsatille noire.

Storck prétend avoir réussi dans six cas d'amaurose, en incorporant quatorze grains d'anémone des prés ou pulsatille noire, dans un gros de sucre : il faisait prendre trois grains de ce mélange trois fois par jour. Le même praticien préconise le sublimé corrosif, avec lequel Lagembeck dit avoir guéri plusieurs amauroses non vénériennes en faisant prendre ce médicament à l'intérieur de la manière suivante : deutochlorure de mercure un grain, gomme arabique trois gros, eau distillée six gros, et teinture d'opium un scrupule. Il donnait une cuillerée de ce mélange soir et matin. Comme l'emploi de ces diverses substances n'est pas sans danger, il est important d'en surveiller attentivement les effets encore inexpliqués, et de s'en abstenir toutes les fois qu'il existe des symptômes d'irritation dans le tube intestinal.

Le d.ʳ Gondret paraît avoir obtenu des succès de la cautérisation sincipitale avec la pommade ammoniacale, qu'il réitère plus ou moins souvent, selon l'état du malade.

On a aussi préconisé l'électricité et le galvanisme. M. Magendie a pratiqué avec avantage l'électro-puncture dans plusieurs cas d'amaurose incomplète. Ce célèbre médecin implante les aiguilles sur le nerf frontal à sa sortie du trou sourcillier, et dans le nerf sous-orbitaire à sa sortie du trou du même nom. Il met ensuite ces aiguilles en contact répété avec les deux pôles d'une pile voltaïque composée de douze paires de disques de six pouces de diamètre. On peut tenter ce moyen sans crainte , car la piqûre de ces nerfs n'entraîne aucun accident.

Enfin , on peut avoir recours aux sétons , aux moxas et aux vésicatoires volans. Ces derniers sont le plus souvent employés , et nous les avons vus produire d'heureux résultats , lors même que l'amaurose était tout-à-fait complète. Ces vésicatoires volans doivent être promenés autour de l'orbite , sur le front et la tempe du côté malade , et pour les établir on emploie de préférence la pommade ammoniacale du d.r Gondret. Leur dimension est ordinairement de la largeur d'une pièce de deux francs. Pour obtenir une amélioration sensible, on est obligé d'en appliquer une trentaine. On les panse (1) sur la fin avec de la poudre de strychnine , qu'on peut aussi mettre en usage de prime abord. On commence par un sixième ou un quart de grain matin et soir , et l'on augmente graduellement la dose

(1) Le pansement du vésicatoire avec la poudre de strychnine peut être fait de deux manières. Après l'enlèvement de la phlystène , on saupoudre de strychnine le papier brouillard graissé destiné à être appliqué sur la petite plaie ; ou bien l'on incorpore la poudre de cette substance dans du beurre ou tout autre corps gras avec lequel on enduit une feuille de poirée ou du papier brouillard.

jusqu'à un ou deux grains, deux fois par jour.

Cette médication a l'avantage de joindre l'utilité du vésicatoire, moyen qui à lui seul peut revendiquer la cure de quelques amauroses, à l'utilité plus certaine encore du médicament excitant, qui paraît être porté plus directement par l'absorption aux parties qu'il doit ranimer. Pendant l'administration de la strychnine, le malade aperçoit le plus souvent des étincelles plus ou moins vives dans les deux yeux et surtout dans l'œil du côté où est placé le vésicatoire. Ces étincelles, qui sont tantôt noires, tantôt blanches ou rouges, indiquent que l'on doit bien augurer du succès du traitement. Les étincelles rouges sont celles qui offrent le plus de chances de guérison ; lorsqu'elles sont tout-à-fait écarlates, il faut avoir le soin de diminuer la dose de strychnine.

Dans quelques circonstances, on peut substituer à la strychnine, des frictions sur les tempes avec la noix vomique, en même temps que l'on donne à l'intérieur l'extrait de cette semence. On peut aussi employer la strychnine à l'intérieur, en commençant par un huitième ou un quart de grain, mais on n'augmentera jamais la dose au-delà d'un grain, deux fois par jour.

Toutes les fois que l'on a des raisons de croire que l'amaurose peut être dépendante d'un embarras gastrique ou intestinal, de la présence des

vers dans le tube digestif, des affections hysté-
riques, hypocondriaques, syphilitiques, d'une
fièvre d'accès, etc., etc., il est important d'ad-
ministrer d'abord les remèdes propres à combattre
ces différentes affections.

Lorsqu'on manque d'indications précises, on
est obligé, dans le traitement de l'amaurose, d'essayer successivement divers remèdes. C'est surtout en pareille circonstance que le médecin doit
user de la plus grande circonspection, et faire
preuve de sagacité, pour parvenir, après un
certain nombre d'essais, de tâtonnemens souvent
infructueux, à découvrir le moyen de guérison.
S'il est assez heureux pour obtenir ce résultat,
la maladie suit une marche rétrograde, l'obscurité
diminue, les nuages se dissipent, et la perception des mouches et filamens qui avaient été les
symptômes précurseurs de l'amaurose, sont les
derniers à disparaître. Mais, pour que cette guérison soit durable, il faut que les personnes qui
sont délivrées de cette maladie, renoncent à toutes
les occupations qui pourraient fatiguer leur vue,
et s'abstiennent surtout de s'exposer aux causes
qui avaient provoqué l'amaurose.

Janvier 1837.

FIN.

MONTAUBAN,

IMPRIMERIE DE LAPIE-FONTANEL. 1837.

TABLE

DES MATIÈRES.

Fin de la Table.

EXPLICATION DES FIGURES.

Fɪɢ. 1.ʳᵉ Opththalmie catarrhale parvenue au second degré. L'injection vasculaire occupe toute la conjonctive palpébrale et une grande partie de la conjonctive scléroticale.

Fɪɢ. 2. Ophthalmie lymphatique existant depuis plusieurs mois. L'injection n'occupe qu'une partie circonscrite de la conjonctive scléroticale. Les troncs vasculaires naissent de l'angle interne de l'œil, et se dirigent vers la cornée, sur laquelle on aperçoit une taie, suite d'une pustule scrofuleuse. On remarque aussi sur le même œil une blépharite glanduleuse qui a détruit tous les cils de la paupière inférieure et une grande partie de ceux de la paupière supérieure.

Fɪɢ. 3. Ophthalmie catarrho-lymphatique. L'injection catarrhale se trouve ici combinée avec l'injection lymphatique. Cette combinaison donne lieu à un lacis vasculaire à mailles carrées. Ulcère scrofuleux à la jonction de la sclérotique avec la cornée.

Fɪɢ. 4. Ophthalmie catarrho-rhumatismale ou conjonctivo-scléroticale. L'injection vasculaire qui siège sur la conjonctive est superficielle, tandis que celle qui occupe le tissu de la sclérotique est placée au-dessous, et ressemble à une fleur radiée.

Fɪɢ. 5. Ophthalmie arthritique. L'injection conjonctivale est composée de gros vaisseaux très-dilatés et comme variqueux, s'anastomosant entr'eux par arcades. L'injection scléroticale est plus pâle que dans la rhumatismale, et se trouve séparée de la cornée par le cercle arthritique.

Fɪɢ. 6. Ophthalmie hémorroïdale. L'injection vasculaire conjonctivale est analogue à celle de l'artrhitique;

mais les vaisseaux, en s'anastomosant entr'eux, laissent autour de la cornée un cercle beaucoup plus large désigné sous le nom d'abdominal.

Fig. 7. Ophthalmie syphilitique, caractérisée par une pupille oblongue, dirigée de dehors en dedans, et anguleuse à sa partie supérieure. Sur le petit cercle de l'iris, on aperçoit trois petites cicatrices blanchâtres, terminaison des ulcères vénériens qui siégeaient sur cette partie.

Fig. 8. Cataracte capsulaire postérieure commençante, caractérisée par une opacité partielle blanchâtre située derrière le cristallin.

Fig. 9. Cataracte capsulaire antérieure commençante, caractérisée par une opacité partielle, d'un blanc nacré, située au-devant du cristallin.

Fig. 10. Cataracte lenticulaire molle, caractérisée par la teinte uniforme de l'opacité et le gonflement du cristallin, qui, pressant contre la partie postérieure de l'iris, ne permet plus les mouvemens de cette membrane et rend l'ombre portée entièrement nulle.

Fig. 11. Cataracte morgagnienne simple, caractérisée par des nuages grisâtres siégeant dans l'humeur de Morgagni.

Fig. 12. Cataracte lenticulaire dure, caractérisée par la teinte uniforme de l'opacité, par les mouvemens libres de l'iris, et par l'ombre portée de cette membrane sur le cristallin devenu opaque ; ce qui s'explique très-bien par la rétraction en arrière de la lentille, qui diminue de volume à mesure qu'elle acquiert plus de dureté.

Fig. 1. 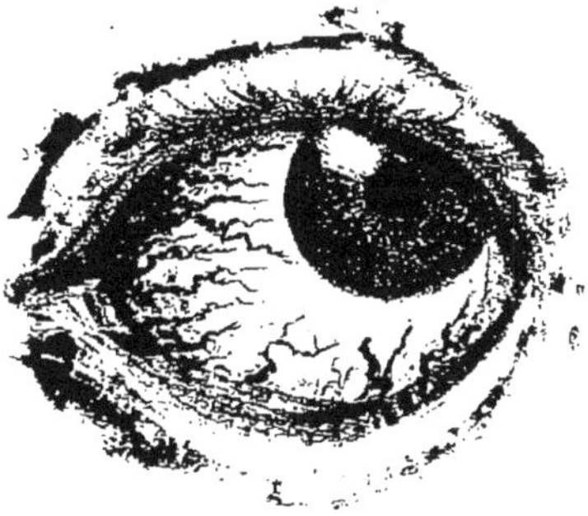
4. 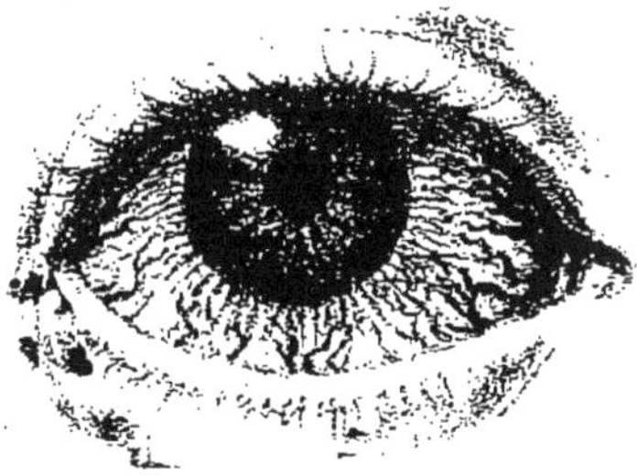
2. 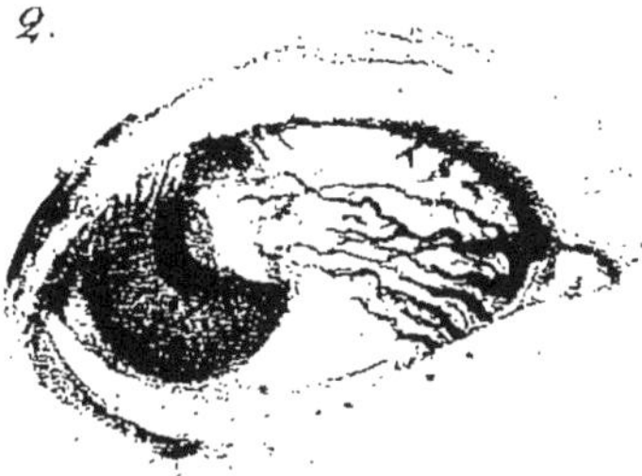
5. 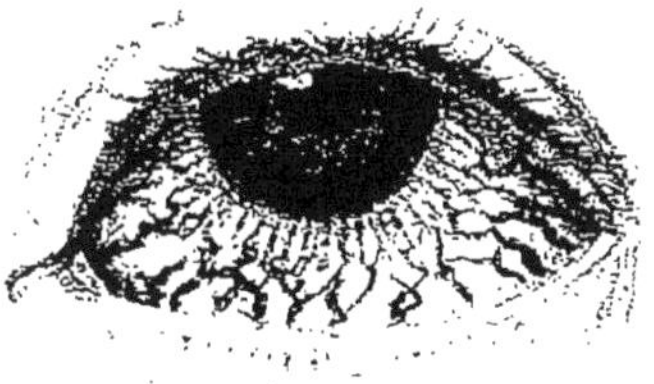
3. 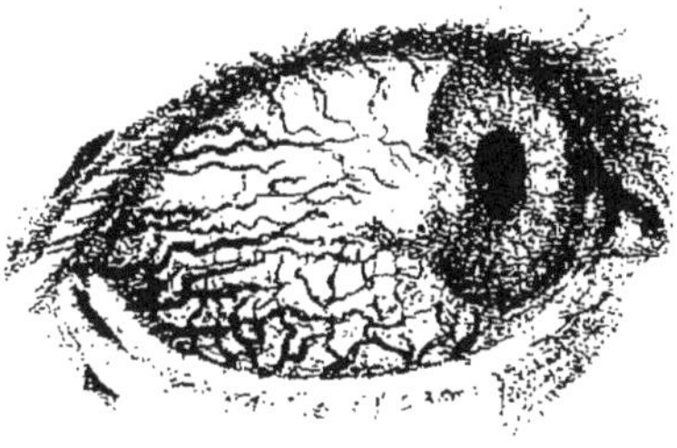
6. 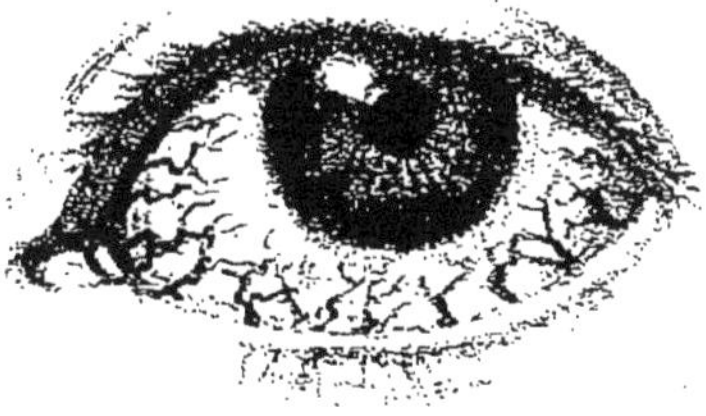
9. 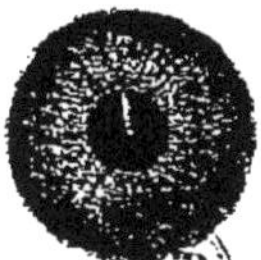
8. 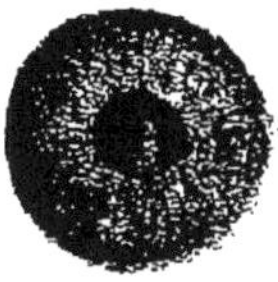
7. 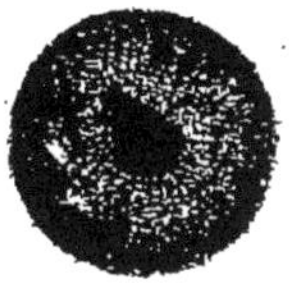
10. 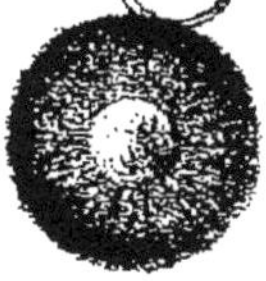
11. 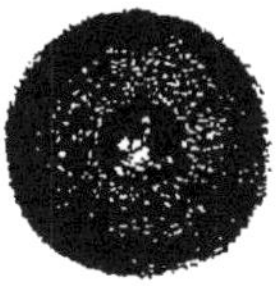
12

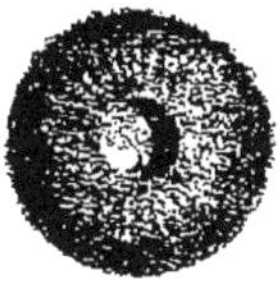